大医传承文库·疑难病名老中医经验集萃系列

高血压全国名老中医治验集萃

主编　翟双庆

全国百佳图书出版单位
中国中医药出版社
·北 京·

图书在版编目（CIP）数据

高血压全国名老中医治验集萃 / 翟双庆主编 . —北京：中国中医药出版社，2024.1

（大医传承文库 . 疑难病名老中医经验集萃系列）

ISBN 978-7-5132-7966-6

Ⅰ . ①高… Ⅱ . ①翟… Ⅲ . ①高血压—中医临床—经验—中国—现代 Ⅳ . ① R259.441

中国版本图书馆 CIP 数据核字（2022）第 231815 号

中国中医药出版社出版

北京经济技术开发区科创十三街 31 号院二区 8 号楼

邮政编码　100176

传真　010-64405721

保定市中画美凯印刷有限公司印刷

各地新华书店经销

开本 710×1000　1/16　印张 10.75　字数 153 千字

2024 年 1 月第 1 版　2024 年 1 月第 1 次印刷

书号　ISBN 978 – 7 – 5132 – 7966 – 6

定价　49.00 元

网址　www.cptcm.com

服 务 热 线　010-64405510

购 书 热 线　010-89535836

维 权 打 假　010-64405753

微信服务号　zgzyycbs

微商城网址　https://kdt.im/LIdUGr

官 方 微 博　http://e.weibo.com/cptcm

天猫旗舰店网址　https://zgzyycbs.tmall.com

如有印装质量问题请与本社出版部联系（010-64405510）

《高血压全国名老中医治验集萃》
编委会

《大医传承文库》
顾 问

总　前　言

  名老中医经验是中华医药宝库里的璀璨明珠，必须要保护好、传承好、发扬好。做好名老中医的传承创新工作，就是对习近平总书记所提出的"传承精华，守正创新"的具体实践。国家重点研发计划"基于'道术结合'思路与多元融合方法的名老中医经验传承创新研究"项目（项目编号：2018YFC1704100）首次通过扎根理论、病例系列、队列研究以及数据挖掘等定性定量相结合的多元融合研究方法开展名老中医的全人研究，构建了名老中医道术传承研究新范式，有效地解决了此前传承名老中医经验时重术轻道、缺乏全面挖掘和传承的方法学体系和研究范式等问题，有利于全面传承名老中医的道术精华。

  在项目组成员共同努力下，最终形成了系列专著成果。《名老中医传承学》致力于"方法学体系和范式"的构建，是该项目名老中医传承方法学代表作。本书首次提出了从"道"与"术"两方面来进行名老中医全人研究，并解析了道术的科学内涵；介绍了多元融合研究方法，阐述了研究实施中的要点，并列举了研究范例，为不同领域的传承工作提供范式与方法。期待未来更多名老中医的道术传承能够应用该书所提出的方法，使更多名老中医的道术全人精华得以总结并传承。本书除了应用于名老中医传承，对于相关领域的全人研究与传承也有参考借鉴作用。基于扎根理论、病例系列等多元研究方法，项目研究了包括国医大师、院士、全国名中医、全国师承指导老师等在内的136位全国名老中医的道与术，产出了多个系列专著。在"大医传承文库·对话名老中医系列"中，我们邀请名老中医讲述成才故事、深入解析名老中医道术形成过程，让读者体会大医精诚，与名老中医隔空对话，仿佛大师就在身边，领略不同大医风采。《走近国医》由课题组负责人、课题组骨干、室站骨干、研究生等组成的编写团队完成，阐述从事本研究工作中的心得体会，展现名老中医带给研究者本人的收获，以期从侧面展现名老中医的道术风采，并为中医科研工作者提供启示与思考。《全国名老中医效方名论》汇集了 79 位全国名老中医的效方验方名论，是每位名老中医擅治病种的集中体现，荟萃了名老中医本人的道术大成。"大医传承文库·疑难病名老中医经验集萃系列"荟萃了以下重大难治病种著作:《脑卒中全国名老中医治验集萃》《儿科病全国名老中医治验集萃》《慢性肾炎全国名老中医治验集萃》《慢性肾衰竭全国名老中医治验集萃》《2 型糖尿病全国名老中医治验集萃》《慢性肝病全国名老中医治验集萃》《慢性阻塞性肺疾病全国名老中医治验集萃》《免疫性疾病全国名老中医治验集萃》《失眠全国名老中医治验集萃》《高血压全国名老中医治验集萃》《冠心病全国名老中医治验集萃》《溃疡性结肠炎全国名老中医治验集萃》《胃炎全国名老中医治验集萃》《肺癌全国名老中医治验集萃》《颈椎病全国名老中医治验集萃》。这些著作集中体现了名老中医擅治病种的精粹，既包括学术思想、学术观点、临证经验，又有典型病例及解读，可以从书中领略不同名老中医对于同一重大难治病的不同观点和经验。"大医传承文库·名老中医带教问答录系列"通过名老中医与带教弟子一问一答的形式，逐层递进，层层剖析名老中医诊疗思维。在师徒的一问一答中，常见问题和疑难问题均得以解析，读者如身临其境，深入领会名老中医临证思辨过程与解决实际问题的思路和方法，犹如跟师临证，印象深刻、领悟透彻。"大医传承文库·名老中医经验传承系列"在扎根理论、处方挖掘、典型病例等研究结果的基础上，生动还原了名老中医的全人道术，既包含名老中医学医及从医过程中的所思所想，突出其成才之路，充分展现了其学术思想形成的过程及临床诊疗专病的经验，又讲述了名老中医的医德医风等经典故事，总结其擅治病种的经验和典型医案。"大医传承文库·名老中医特色诊疗技术系列"展示了名老中医的特色诊法、推拿、针灸等特色诊疗技术。

　　以上各个系列的成果，期待为读者生动系统地了解名老中医的道术开辟新天地，并为名老中医传承事业做出一份贡献。

　　以上系列专著在大家协同、团结奋斗下终得以呈现，在此，感谢科技部重点研发计划的支持，并代表项目组向各位日夜呕心沥血的作者团队、出版社编辑人员一并致谢!

总主编　谷晓红

2023 年 3 月

目　录

阐释。如刘完素提出了"风火论"学说，其在《素问玄机原病式》中说："所谓风气甚而头目眩晕者，由风木旺，必是金衰，不能制木，而木复生火，风火皆属阳，多为兼化；阳主乎动，两动相搏，则为之旋转。"张子和提出了"实痰"学说，其在《儒门事亲》中曰："凡眩晕多年不已，胸膈痰涎壅塞，气血颇实，吐之甚效。"朱丹溪提出了"无痰不作眩"的学说，其在《丹溪心法》中曰："无痰不作眩，痰因火动，又有湿痰者。"

任继学教授对"风痰"导致"风头眩"理论有着深刻的认识，他认为风为百病之长，痰为百病之因，痰之生成由于外感六淫、内伤七情或饮食不节等使脏腑功能失调，气化不利，水液代谢障碍。故而"风头眩"为风与痰合邪为患，主要分外风触伏痰和内风痰扰两种情况。

外风触伏痰主要指风邪外袭引动伏痰。一方面为风邪外袭影响肺之宣肃，肺津停蓄不布，凝而成痰。如《圣济总录》指出："论曰风痰之病，得于气脉闭塞，水饮积聚……盖风壅气滞，三焦不和，则水饮易为停积。风能生热，壅亦成痰。"另一方面为内有伏痰，脾肺气虚，失于运化，聚湿生痰，外风乘虚而入，引动内痰，与之相合而成。如《玉机微义》曰："盖风痰者，形寒饮冷。"任继学教授指出在风头眩的发病及治疗中要关注"外风"为患，对于外风要独具慧眼，进行甄别，不能初见该病就认定为内伤病，是内风致病，因为当邪气藏匿于内，不能外散时，则易成为伏邪而使病缠绵难愈。

内风痰扰须从整体观和辨证观出发。《素问·至真要大论》云："诸风掉眩，皆属于肝。"《素问·阴阳应象大论》云："风气通于肝。"故内风多责之于肝。《金匮要略》云"见肝之病，知肝传脾"，脾乃土脏，为生痰之源，故肝风为病，往往与痰相兼为患。除此之外，导致内风病变的因素是多方面的，如肝阳化风、热极生风、阴虚风动、血虚生风、脾虚生风、血燥生风、血瘀生风等。而内风与痰又可互生：一方面风可生痰，如肝阳化风，煎熬津液，化而为痰，致肝风痰浊相兼；另一方面痰可生风，痰热内伏，复为情志、饮食、烦劳所触动，情志抑郁或郁怒伤肝，肝失疏泄，气机郁结化火，致肝阳亢盛，内生肝风。正如《医方考》所谓："风痰者，湿土生痰，痰生热，热生风也。"任老指出"气不利则为风"，此风即为内风，内风之中大家普遍都十分重视肝的作用,"风气通于肝",但是五志过极都可化火,而火的升腾燃动则必然导致内风摇动,所以不能只注重肝风。

(三)风头眩之病因病机

风头眩多由先天受损与后天功能失调所致。先天之因始于父母,后天之因来自外邪及内伤。

1. 禀赋异常

一者男之天壬内胎此病之根,二者女之天癸内孕此病之基,两者居一即为先天成病之源。所以然者,男女之合,二情交畅,天壬天癸交融,为育形成体之本,内蕴生化之机。若此时生成之形体,遗有父母先天之病毒,则此病毒将植于肾、肝、心、脑内,而肾、肝、心、脑为性命生化之枢轴,故此病之源即由先天之胎气而生。

2. 肝气逆乱

先天肾水有亏,水精少不能生髓养肝,木少滋营,导致肝气逆变,阳郁为风,风动血涌,上冲而犯心侵脑则病成,或因情志失调而发,但以喜怒为多。喜是心志,喜则气缓,血脉软缓则引发君火不宁于心,相火不安于肝,相火之毒为火毒,火毒入血,由于上炎之力,其血必上冲脑为病。亦有暴怒不平,或盛怒不息,致使肝气内逆,逆则气不顺为郁、为热、为风。风有上升之性,热具蒸腾之能,血因风升热腾而上冲于脑髓。

3. 嗜食肥甘厚味或嗜饮酒浆

此等品味,入胃则易燥,入脾则助湿,胃燥不降,脾湿不升,中轴升降之枢机呆滞,致使肥甘之物化脂液而成瘀浊之毒,经由脾胃之络,内淫脏腑,外浸经络,其脂液瘀浊之毒沉积于脉络膜内,造成气血隧道瘀阻,气不宣通,血逆于上,不得下行,滞瘀脑髓,清气受阻,脑乏清阳而病生。

4. 先天命火不足,或后天受内外二因损伤命火

命火有亏,脾胃乏此火之温煦,升降有碍,致使清气不升,浊气不降;肝乏此火之温煦,肝阳不足,疏泄无力,调血功能阻滞;心乏此火之温煦,心火不足,心阳不振,血行阻滞;脑乏此火温化之能,脑之血脉血络循行受

阻，清气必亏，浊气蓄而不降，脑髓不安，动而少静为病。另外颈椎病引起此病者，亦不少见。

总之，肾之真阴真阳有亏，水火有偏，生化功能不全，是生病的根本；肝、脾、心功能失调，气血循行不畅，是生病之源。脑髓元神、神机、神经，三维失统，气滞血瘀逆冲于脑，痰饮蓄积于髓海是病成之基础。

三、临床特色

（一）辨证审因，内外合治

任老认为治疗高血压病不能仅用降血压药单一治法，必须整体治疗，以防合并症（如卒中、厥心痛、真心痛、肾病之类）出现。因此在治疗中必须内外合治才能收效。

1. 浸泡足方——"降压汤"

药物组成：炮附子、透骨草、茺蔚子、罗布麻。

（1）组方理论：《素问·厥论》言"阴脉者，集于足下而聚于足心"。《针灸大成》指出"气上走贲上，刺足下中央之脉"。《理瀹骈文》点明"凡治下部肝肾之病，皆宜贴足心""龙雷之火，五脏起相为煽，引火涌泉津涂"。故用"降压汤"浸泡两足，上病下取。方中炮附子"禀雄壮之质，有夺关斩将之气"（虞抟），性味辛热，走而不守，通行诸经，助行药势，"能引火下行"（《本草备要》），炮制后，"毒性尽去，且令下行"（《药性解》），故外治高血压效果良好，且可避免内服产生的毒副作用，但需重用至15g。吴茱萸"辛热性上，味苦善降，下气最速"（《本草便读》），研末醋调敷足心，可治疗口舌生疮、高血压，"其性虽热，而能引热下行，盖亦从治之义"（《本草纲目》）。《理瀹骈文》指出"引热下行……皆宜用附子、吴萸等药敷足心"，故二者配伍，可引火归原，导龙入窟，以安其位。透骨草辛散善行，苦温燥湿，功专祛风湿，舒筋活血，止痛解毒。效如其名，透骨草还可引药入骨，促进药物的透皮吸收。汪连仕《采药书》中记载："透骨草……大能软坚，取汁浸龟板，能化为水，合金疮，入骨补髓。"可为其透骨疗伤作用的佐证。"凡药中用透骨草少许，即能深入骨髓"（《理瀹骈文》），其在方中作为佐使药，引药力透皮入骨，直达病所，但宜重用至 30g。罗布麻平肝降压，茺蔚子"清肝散热和血"（《本草经疏》），"重坠下降，故能平逆"（《本草衍义》）。全方配伍，药力透皮入骨，走窜经络，引火下行，平肝降压，且外用避免了内服易导致伤脾败胃等副作用。

（2）用法：上药水煎取汁 2500mL，加热至足部皮肤能耐受的温度，晨泡 20 分钟，晚泡 30 分钟，1 剂用 3 日。

（3）加减：①阴虚阳亢证，加大生地黄、玄参、生龟甲、生石决明、女贞子。②风阳上扰证加熟地黄、钩藤、生牡蛎、刺蒺藜、灵磁石、天麻、赤芍。③痰瘀阻络证加地龙、酒大黄、红花、炙胆南星、丝瓜络、蒲黄（生）、川芎、苏木。④命火衰弱证加淫羊藿、仙茅、清半夏、韭子、荷叶、胡芦巴。

（4）关键技术环节：方药水煎取汁 3 次，合于一处浓缩至 2500mL，使药物的有效成分充分煎出，以保证疗效。

（5）注意事项：注意可能出现的局部皮肤烫伤、药物过敏等情况。局部皮肤烫伤：立即使肢体撤离高温药液，局部冷水淋洗，外涂绿药膏，必要时至医院处置。药物过敏：立即停用外用药物，必要时至医院诊治。

2. 大椎穴中药渍溃疗法

活血通督渍溃方药物组成：川芎、透骨草、葛根、白芷、藁本、附子、半夏、泽泻、土鳖虫、没药。

（1）理论基础：《经络全书》指出"颈中央之脉，督脉也。髓养督，精气升降之道路，则神机气立"。督脉起于胞中，下出并于脊里，上至风府，入属于脑，别络贯脊属肾，贯脐中央，上贯心，入喉。督脉之经络内通五脏六腑，外达皮膝筋骨，无处不到，总统全身阳气，阳气不振，血脉瘀阻，阴阳之间不能协调平衡，气化趋于减慢甚至停滞状态。督脉不通，气血逆上，发为风头眩。任继学教授在多年临床经验的基础上，创制活血通督渍溃方，配合红外线外用产生的热能效应，直接作用于督脉的大椎穴（大椎穴位于人体背部极上，是手足三阳经与督脉的交会穴，故为阳中之阳，具有统领一身之阳气、联络一身之阴气的作用，能够调节阴阳、祛除邪气、疏通经络、行气活血），促进药物的透皮吸收，振奋督脉阳气，活血化痰通络，通过调整督脉的痰阻血瘀状态，进而影响全身的血脉，调气行血，治疗风头眩。

（2）用法：上方水煎取汁，用医用纱布蘸取药液适量，敷于督脉大椎穴，同时配合红外线局部照射治疗，每次 30 分钟，日 1 次。以 7 日为一疗程，可连续治疗 2～4 个疗程。

（3）关键技术环节：方药水煎取汁 3 次，合于一处浓缩至 300mL，使药物的有效成分充分煎出，以保证疗效。

（4）注意事项参照浸泡足方。

3. 针灸疗法

①刺血法：百会、十宣、大椎、肝俞、印堂、太冲等穴，用三棱针刺出血。②体针：主穴取风池、太冲、肝俞、侠溪、头维、上星、足三里、三阴交，用泻法。③耳针：主穴取耳尖、降压沟、心、额、交感、皮质下、肝、肝阳。

4. 药枕方

野菊花、木贼、怀牛膝、杜仲、茵陈蒿、川芎、赤芍、天麻、莱菔子、落花生藤、藁本、青木香、桑寄生、罗布麻、草决明、桑叶，共为粗末，装枕芯内。

5. 洗头方

灯心草、怀牛膝、白芷、车前子、草决明、丹参、寒水石、茺蔚子、云母石、桑枝、罗布麻，水煎成 3000mL，洗发、头、面，20 分钟一次，1 剂药用两天。

6. 敷脐方

冰片、白芷、川芎、吴茱萸，共为细面，香油调和敷脐部，纱布固定，20 小时后取下。

7. 茶饮方

玉米须、葵花头内白芯，煮沸代茶饮。

8. 四藤浴方

黄瓜藤、甜香瓜藤、西瓜藤、丝瓜藤，水煎成1500mL，放入浴池水内，洗浴。

（二）辨病辨证相结合，分型论治风头眩

中医学认为，高血压病程长久，病情缠绵，情志刺激，五志过极，恼怒忧思，持续精神紧张，或饮食失节，嗜好烟酒辛辣、肥甘厚腻，或房劳精伤及先天不足等，诸多因素相互作用，引起人体阴阳失调，气血紊乱而发生本病。其舌、脉、症常表现为寒热相兼，虚实同见，错综复杂。根据大量临床资料统计，发现本病多发于肝肾阴虚、肝阳偏亢、脾气亏虚、痰湿壅盛之体。辨证以虚实为主，实者多责之于肝，虚者多责之于脾肾，早期多实，中期多虚中夹实，后期多虚证。偏于实者，多由素体阳盛，肝气偏激，或七情所伤，忧郁恼怒过度，使脏腑功能失调，气血逆乱，以致肝失疏泄，阳热亢盛，或化火、生风，或伤阴、耗血，或气郁致瘀，或酿痰生湿，形成以肝火内炽、肝阳上亢为主，兼夹风、火、痰、气、瘀等以实为主的证型。偏于虚者，多因年高体衰，脾气不足，肾精亏虚，虚阳失潜，或阴虚及阳，以致阴阳失衡，水火不济，形成以阴虚阳亢、阴阳两虚为主，兼夹痰浊上逆、阳虚水泛等以虚为主的证型。在临床上，以本虚标实、上盛下虚之证多见。任老根据临床多年经验总结如下。

1. 阴虚阳亢证

症状：头晕目眩，心烦善怒，口干，咽干，胸中烦热，胸闷，失眠多梦，腰酸软，心中不快，汗出，恶心，舌红少津，苔薄黄，脉多虚弦而数。

治法：育阴潜阳，镇逆平冲。

方药：育阴平逆汤（任老经验方）。

生地黄、麦冬、黄精、沉香、羚羊角、玳瑁、草决明、莱菔子、车前子、玄参、白芍，水煎服。

其中生地黄、麦冬、黄精、白芍、玄参滋阴清热养血；羚羊角、玳瑁、草决明息风潜阳；沉香、莱菔子降气，以制上亢之阳；车前子清利湿热，并可清肝明目。

2. 风阳上扰证

症状：头晕头胀，目胀，头围如带束紧感，肢麻，手震颤，睡卧口角流涎，颜面苍白，步履踏地如在地毯上行，时有烘热状，舌赤，苔白，脉多见虚弦或沉弦无力。

治法：滋阴敛阳，息风降逆。

方药：息风敛阳汤（任老经验方）。

熟地黄、砂仁、蒺藜、羚羊角、天麻、钩藤、怀牛膝、龟甲、麦冬、白芍、女贞子，水煎服。

其中蒺藜、羚羊角、天麻、钩藤平肝息风；熟地黄、龟甲、麦冬、女贞子滋阴清热；白芍、怀牛膝养血息风，且牛膝引气血下行，有利于上扰的风阳因此而止。砂仁能防止滋阴之品过于滋腻而碍胃。

3. 痰瘀阻络证

症状：头痛头晕，两目肉轮青暗，胸闷恶心，颈部强，肩背不适，肢体沉重，语言前清后涩，善忘，性情易激动，心区时刺痛，尿频，舌赤有瘀斑，苔白，脉弦涩。

治法：活血化瘀，理气豁痰。

方药：理气通瘀汤（任老经验方）。

太子参、乌药、香附、片姜黄、红花、桃仁、赤芍、清半夏、川芎、草决明、羚羊角、刺蒺藜，水煎服。

其中乌药、香附疏泄中下二焦之气；片姜黄、红花、桃仁、赤芍、川芎化瘀通络；草决明、羚羊角、刺蒺藜平肝息风；清半夏降气化痰；"气乃血之帅，血乃气之母"，血行瘀滞，导致气亦随之减少，故以太子参补气。因血脉瘀阻的存在，故不宜峻补周身之气。

4. 命火衰弱证

症状：头晕，耳鸣，乏力，畏寒肢冷，易卧喜睡，四肢欠温，尿频，夜尿多，纳呆，恶心，痰多，面色㿠白，喜暖，舌体胖大有齿痕，苔薄白，脉多沉弦无力。

治法：益火之源，温阳消阴。

方药：右归丸（《景岳全书》）。

熟地黄、山药、山萸肉、杜仲、枸杞子、菟丝子、肉桂、附子、鹿角胶、当归，可用丸剂，亦可作煎剂。

任继学教授认为鹿角胶补督脉之血，鹿角霜补督脉之气，鹿角补督脉之阳。

四、验案精选

（一）温肾助阳法治疗风头眩

患者关某，男，43 岁。2005 年 7 月 16 日初诊。

主诉：阵发性头晕 8 个月。

现病史：8 个月前患者无明显诱因出现阵发性头晕，于当地医院就诊，测量血压升高，诊断为"高血压病"，服用中成药及西药治疗未见明显好转。

刻下症：阵发性头晕，腰部水肿，乏力，畏寒汗出，小便不利，大便不成形，舌淡红，苔白厚腻，脉沉缓。血压 150/80mmHg；双肾平片示双肾泥沙样结石，右肾盂积水。

既往史：有高血压家族史。

西医诊断：高血压。

中医诊断：风头眩（命火衰弱证）；水肿。

治法：温肾助阳，利湿通淋。

方药：附子 10g，肉桂 10g，威灵仙 15g，山茱萸 20g，白茅根 25g，蒲黄 15g，金钱草 15g，车前子 15g，怀牛膝 20g，猫须草 20g。7 剂，水煎服。

二诊（2005 年 7 月 23 日）：服药后，患者阵发性头晕较前略好转，乏力、畏寒汗出好转，自觉排尿时有沙石感，偶有小便不顺畅，苔白厚腻，脉沉缓，血压 135/85mmHg。处方：附子 10g，肉桂 10g，威灵仙 15g，山药 20g，山茱萸 20g，白茅根 25g，茯苓 15g，金钱草 15g，蒲黄 15g，怀牛膝 20g，猫须草 20g。7 剂，水煎服。

三诊（2005 年 7 月 30 日）：服药后，患者阵发性头晕较前好转，汗出正常，小便顺畅，大便较前成形，苔白厚腻，脉沉缓。肾脏彩超示双肾泥沙样结石、右肾盂积水均减少。血压 130/80mmHg。处方：威灵仙 15g，鱼脑石 15g，茯苓 25g，蒲黄 15g，金钱草 15g，怀牛膝 20g，猫须草 20g，杜仲 15g，菟丝子 20g，附子 10g，桂枝 10g。7 剂，水煎服。

按： 任老认为高血压乃古代风头眩，该病多由先天与后天生理功能失调所致。先天之因始于父母，后天之因来自外邪内伤。肾命之真阴真阳有亏，水火有偏，生化功能不全，是生病的根本。肝、脾、心三维功能失调，气血循行不畅，是生病之源。元神、神机、神经，三维失统，气滞血瘀，逆冲于脑，痰饮蓄积于髓海，是病成之基础。

本案患者为海鲜小贩，素体阳虚，且工作环境潮湿，加之嗜食寒凉食物，日久导致肾阳虚衰，精气不足，不能上充脑髓，故见阵发性头晕；肾阳虚衰，阳虚水泛，故见腰部水肿、乏力、畏寒汗出等症状。故辨病为风头眩，辨证为命火衰弱证。用右归丸加减治疗。右归丸出自《景岳全书》，由六味地黄丸去"三泻"，合当归、菟丝子、枸杞子以补益精血，附子、肉桂、鹿角胶、杜仲温壮命门，借"阴中求阳"则补阳之功甚捷，主要用于治疗肾阳亏虚，精血不足之证。方中君药附子、肉桂培补肾中元阳，温里祛寒；辅以山茱萸滋阴益肾，养肝补脾，填精补髓，取"阴中求阳"之意；佐以牛膝、车前子补肝肾，健腰膝；威灵仙祛风湿，通经络；白茅根、蒲黄、金钱草、猫须草利尿通淋排石。诸药配伍温肾助阳，利湿通淋。初诊予上述方剂后，患者阵发性头晕较前略好转，乏力、畏寒汗出好转，血压下降，自觉排尿时有沙石感，偶有排尿不顺畅，故效不更方。二诊加茯苓增加利水之功。为防止渗利太过，伤及脾胃，故加入山药健脾，同时亦可截断水饮产生的源头。三诊患者阵发性头晕较前好转，汗出正常，小便顺畅，大便较前成形，肾脏彩超示双肾泥沙样结石、右肾盂积水均减少，血压进一步降低，故主方不变，加鱼脑石利尿通淋，改肉桂为桂枝，以防水饮上逆，并可温化水饮。"肾司二便"，故以杜仲、菟丝子温补肾阳，以助膀胱气化。

高血压是常见的慢性病，也是心脑血管病最主要的危险因素。高血压的症状因人而异。早期可能无症状或症状不明显，常见的是头晕、头痛、颈项板紧、疲劳、心悸等。患者一般会在劳累、精神紧张、情绪波动后发生血压升高，并在休息后恢复正常。随着病程延长，血压持续升高到一定程度时，甚至会出现剧烈头痛、呕吐、心悸、眩晕等症状，严重时会发生神志不清、抽搐，这就属于急进型高血压和高血压危重症，多会在短期内发生严重的心、脑、肾等器官的损害和病变，如中风、心肌梗死、肾功能衰竭等。

任老在给患者开具方药的同时，嘱患者后期可服用金匮肾气丸巩固疗效，并需要改变生活和饮食习惯。学生提出右归丸和金匮肾气丸的区别，金匮肾气丸主要由地黄、山药、山茱萸、茯苓、牡丹皮、泽泻、桂枝、附子、牛膝、车前子组成，具有温补肾阳，化气行水的功效。方中以干地黄为君，滋阴补肾；山药、山茱萸补肝脾而益精血，加桂、附之辛热，四药为臣，助命门以温阳化气；茯苓、泽泻利水渗湿泄浊，牡丹皮清热凉血，三药为佐，寓泻于补，使邪去则补乃得力，并防滋阴药之腻滞。张仲景运用金匮肾气丸，主要治疗水液代谢失常的病证，目的在于恢复"肾主水"的生理功能。肾主水液，是指肾具有蒸化和调节津液输布和排泄，以维持体内水液正常代谢的功能。如果肾的阳气不足，气化功能受到影响，水液代谢的调节发生障碍，可引起尿少、尿闭而致水肿；也可因肾阳虚而不能固摄水液，出现小便清长、夜间多尿等病理改变。

另外嘱患者尽量避免潮湿环境下长时间工作，避免长时间憋尿，少食用寒凉食物及豆类制品，适当多食温热及利尿食物，定期复查肾脏彩超。

（王健　兰天野　整理）

（二）育阴潜阳，镇逆平冲法治疗风头眩

患者刘某，男，53岁。2004年2月24日初诊。

主诉：阵发性头晕1个月。

现病史：患者 1 个月前无明显诱因出现阵发性头晕，站立及走路不稳，于当地医院治疗（具体药物不详）后，症状未见明显好转。

刻下症：阵发性头晕，偶有站立不稳，腰痛，口干，咽部淡红，五心烦热，咽痒，时有咳嗽，舌红苔薄白，脉弦数。血压 140/90mmHg。

既往史：高血压病史 1 年。

西医诊断：高血压。

中医诊断：风头眩（阴虚阳亢证）。

治法：育阴潜阳，镇逆平冲。

方药：珍珠母 15g，胖大海 15g，马勃 15g，杏仁 10g，地龙 15g，女贞子 15g，墨旱莲 30g，枸杞子 15g，当归头 15g，白芍 20g，大蓟、小蓟各 20g，肉桂 2g，紫荆皮 15g，白茅根 10g。7 剂，水煎服。

二诊（2004 年 3 月 2 日）：服药后，患者阵发性头晕减轻，腰痛，口干，五心烦热，咽部淡红，血压 130/90mmHg，脉弦数。处方：珍珠母 15g，胖大海 15g，杏仁 10g，地龙 15g，墨旱莲 30g，枸杞子 15g，当归头 15g，大蓟、小蓟各 10g，紫荆皮 15g，沉香 5g，莱菔子 15g，生地黄 20g，麦冬 20g。7 剂，水煎服。

三诊（2004 年 3 月 9 日）：服药后，阵发性头晕较前好转，腰痛减轻，口干，五心烦热减轻，咽部淡红，脉弦数。血压 135/90mmHg。处方：珍珠母 15g，杏仁 10g，地龙 15g，墨旱莲 30g，女贞子 20g，枸杞子 15g，生地黄 20g，当归头 15g，大蓟、小蓟各 10g，生茅根 10g，麦冬 20g，玄参 15g。7 剂，水煎服。

按：根据高血压疾病的临床症状和证型，中医学多将此病归属于"眩晕"和"头痛"。"眩"定义为患者眼花或眼前发黑，"晕"指的是头晕或视物旋转。两者通常同时出现，故统称为眩晕。眩晕轻者是指闭目即停，重者是指患者如坐车船，不能自主站立，并且通常伴有恶心和呕吐等症状。历代中医文献关于眩晕病的记载颇多，它最早出现在《内经》，将此病称之为"眩"及"眩冒"。《内经》不仅描述了头晕的典型表现，还总结了头晕的部位、原因和性质。《素问·至真要大论》有"诸风掉眩，皆属于肝"的记载，认为眩晕病的发病部位主要在肝脏。头痛指的是患者自觉头部疼痛,根据其病因可大致分为两种,即外感和内伤,高血压病所导致的头痛通常属于内伤头痛范畴。头痛最早出现在《内经》一书中。《素问·风论》将头痛定义为"脑风"和"首风"。《素问·方盛衰论》记载:"气上不下,头痛颠疾。"《素问·示从容论》记载:"有人头痛,筋挛……脉浮而弦……不知其解……夫浮而弦者,是肾不足也。"

该患者为中年男性,既往有高血压病史1年,予自拟方"育阴平逆汤"加减治疗。方中珍珠母平肝息风潜阳为君药,墨旱莲、女贞子、枸杞子补益肝肾,育阴潜阳,当归头、白芍、地龙补血柔肝,肉桂为佐使之药引火下行,胖大海、马勃、杏仁利咽,大蓟、小蓟、紫荆皮、生茅根凉血通淋。全方共奏育阴潜阳、镇逆平冲之功。二诊患者头晕好转,但仍五心烦热、咽部淡红,考虑为虚热上炎所致,故在上方基础上去肉桂,加生地黄、麦冬滋阴凉血,沉香、莱菔子理气下行。三诊咽部症状好转,故去胖大海,仍守前方加女贞子、玄参滋阴清热,终使患者血压平稳。

西医认为高血压指患者在静息状态下,血压高于140/90mmHg。当患者长期处于高血压状态时,会引起体内病理生理的改变,并引起不适感,例如头痛、心悸和胸闷等,同时还会影响心脏、大脑和肾脏等器官,从而导致器官结构的异常,甚至功能衰竭。任继学教授认为高血压乃古之"风头眩",而肾之真阴真阳有亏,水火有偏,生化功能不全,是导致本病的根本。肝、脾、心三脏功能失调,气血循行不畅,是生病之源。脑髓元神、神机、神经,三维失统,气滞血瘀逆冲于脑,痰饮蓄积于髓海,是病成之基础。

任继学教授常常告诫学生们,"医为仁人之术,必具仁人之心",医者要具备医德才能为人治病。他的学生均能背诵"大医精诚",以此为鉴,才能做好医生。任继学教授的教诲常常在耳畔响起,激励我们要医者仁心,誓为解除患者病痛而精研医术。

(王健　兰天野　整理)

（三）息风敛阳，镇逆平冲法治疗风头眩

患者马某，女，46 岁。2003 年 6 月 21 日初诊。

主诉：头晕胀 15 天。

现病史：患者 15 天前无明显诱因出现头晕头痛，于当地医院诊断为"高血压病"，自行服用降压药后稍好转（硝苯地平缓释片，日 1 次），其间上症时有发生，为求进一步中医治疗，来我门诊就诊。

刻下症：头晕胀，侧头部胀痛明显，双目发胀，耳鸣，胸闷气短，时有心悸，舌淡红，舌苔薄，脉沉弦有力。血压 148/95mmHg。

西医诊断：高血压。

中医诊断：风头眩（风阳上扰证）。

治法：息风敛阳，镇逆平冲。

方药：龟板 15g，怀牛膝 20g，麦冬 20g，熟地黄 40g，夏枯草 15g，水牛角 25g，天麻 15g，钩藤 20g，蒺藜 20g，白芍 20g，莱菔子 15g，生麦芽 20g。7 剂，水煎服。

二诊（2003 年 6 月 28 日）：服药后，头晕胀、双目发胀减轻，仍耳鸣，胸闷气短、心悸减轻，舌脉如前。血压 142/95mmHg。处方：龟板 15g，怀牛膝 20g，麦冬 20g，五味子 15g，夏枯草 15g，水牛角 25g，天麻 15g，钩藤 20g，蒺藜 20g，白芍 20g，莱菔子 15g，生麦芽 20g。7 剂，水煎服。

三诊（2003 年 7 月 6 日）：服药后，头晕胀明显改善，双目发胀减轻，胸闷气短、心悸减轻，仍耳鸣，舌脉如前。血压 142/90mmHg。处方：龟板 15g，怀牛膝 20g，磁石 20g，夏枯草 15g，水牛角 25g，天麻 15g，钩藤 20g，蒺藜 20g，白芍 20g，神曲 15g，丝瓜络 20g。7 剂，水煎服。

按：张锡纯在《医学衷中参西录》有关于高血压的论述，他讲述内中风（亦名类中风，即西医所谓脑充血症），其脉弦长有力（即西医所谓血压过高），或上盛下虚，头目时常眩晕，或脑中时常作疼发热，或目胀耳鸣，或心中烦热，或时常噫气，或肢体渐觉不利，或口眼渐形歪斜，或面色如醉，甚或眩晕，至于颠仆，昏不知人，移时始醒，或醒后不能撤消，精神短

少，或肢体痿废，或成偏枯。内中风之证，曾见于《内经》。而《内经》初不名为内中风，亦不名为脑充血，而实名之为煎厥、大厥、薄厥。今试译《内经》之文以明之。《素问·脉解》曰："肝气当治而未得，故善怒，善怒者名曰煎厥。"盖肝为将军之官，不治则易怒，因怒生热，煎耗肝血，遂致肝中所寄之相火，猝然暴发，夹气血而上冲脑部，以致昏厥。此非因肝风内动，而遂为内中风之由来乎？《素问·调经论》曰："血之与气，并走于上，此为大厥，厥则暴死。气反则生，气不反则死。"盖血不自升，必随气而上升，上升之极，必至脑中充血。至所谓气反则生，气不反则死者，盖气反而下行，血即随之下行，故其人可生。若其气上行不反，血必随之充而益充，不至血管破裂不止，犹能望其复苏乎。读此节经文，内中风之理明，脑充血之理亦明矣。《素问·生气通天论》曰："阳气者，大怒则形气绝，而血菀于上，使人薄厥。"观此节经文，不待诠解，即知其为肝风内动，以致脑充血也。其曰薄厥者，言其脑中所菀之血，激搏其脑部，以至于昏厥也。细思三节经文，不但知内中风即西医所谓脑充血，且更可悟得此证治法，于经文之中，不难自拟对证之方，而用之必效也。

本案患者与张锡纯论述脑充血十分相似。患者为中年女性，头胀痛15天，双目发胀，故辨为风头眩。平素急躁易怒，气郁化火，火胜而耗伤肝阴，故耳鸣，胸闷气短，时有心悸，舌淡红，舌苔薄，脉沉弦有力，皆为风阳上扰证。治法为息风敛阳，镇逆平冲。方剂以自拟方"息风敛阳汤"为主加减。方中怀牛膝归肝肾经，入血分，性善下行，故重用以引血下行，并有补益肝肾之效，为君。水牛角、龟板、天麻、钩藤、白芍、蒺藜益阴潜阳息风，共为臣药。麦冬、熟地黄下走肾经，滋阴清热，合龟板、白芍滋水以涵木，滋阴以柔肝。肝为刚脏，性喜条达而恶抑郁，过用重镇之品，势必影响其条达之性，故又以夏枯草、生麦芽、莱菔子清泄肝热，疏肝理气，以遂其性，以上俱为佐药。二诊恐熟地黄过于滋腻，阻滞气机，加重胸闷、气短、心悸，故去除。三诊去甘寒滋阴的麦冬，加入通络宽胸的丝瓜络；因肝阳仍有上亢之势，故加磁石以平肝潜阳。为防止金石及贝介类重镇碍胃，故加神曲以健胃。后患者头晕、头胀痛得到明显缓解。

近代名医张锡纯，精于医理而重视临床，被誉为"实验派大师"。他提出的治高血压病用引血下行法，实为其临床经验之结晶。而任老在"镇肝熄风汤"基础上创制"息风敛阳汤"也是多年临床经验的总结。

而本案患者应用的"息风敛阳汤"从张锡纯论述"脑充血"理论化裁而来。"息风敛阳汤"由生地黄、麦冬、黄精、沉香、羚羊角、玳瑁、草决明、莱菔子、车前子、玄参、白芍等药物组成，临床中应用于风阳上扰证，症见头晕头胀，目胀，头围如带束紧感，肢麻，手震颤，睡卧口角流涎，颜面苍红，步履踏地如在地毯上行，时有烘热状，舌赤，苔白，脉多见虚弦或沉弦无力。

（王健　兰天野　整理）

（四）息风潜阳，镇逆平冲法治疗风头眩

患者李某，女，52岁。2004年10月1日初诊。

主诉：头晕头痛7天。

现病史：患者7天前无明显诱因出现头晕头痛，血压150/95mmHg，自行服用降压药后好转（具体药物不详），但上述症状仍时有反复。

刻下症：头晕头痛，胸闷气短，乏力，目干涩，口无味，夜寐差，舌红，苔白厚，脉沉弦有力。血压150/100mmHg。

西医诊断：高血压。

中医诊断：风头眩（风阳上扰证）；颈椎病。

治法：息风潜阳，镇逆平冲。

方药：骨碎补15g，川芎15g，地龙15g，生龟板20g，熟地黄15g，天麻15g，车前子15g，清半夏5g，鸡血藤15g，怀牛膝20g，石决明15g，豨莶草20g。7剂，水煎服。

二诊（2004年10月8日）：服药后，患者头晕头痛减轻，胸闷气短，乏力，目干涩好转，口无味，夜寐差，舌红，苔白厚，脉沉弦有力。处方：骨碎补15g，地龙15g，生龟板20g，熟地黄15g，天麻15g，清半夏5g，鸡血藤15g，怀牛膝20g，石决明15g，豨莶草20g，水牛角30g，钩藤20g。7剂，

水煎服。

三诊（2004年10月15日）：服药后，患者头晕头痛明显好转，胸闷气短，乏力，纳可，夜寐尚可，舌红，苔白，脉沉弦有力。血压140/75mmHg。处方：骨碎补15g，川芎15g，地龙15g，生龟板20g，熟地黄15g，天麻15g，清半夏5g，鸡血藤15g，怀牛膝20g，石决明15g，蒺藜25g，钩藤20g。7剂，水煎服。

按：《素问·至真要大论》云"诸风掉眩，皆属于肝"。类中风之病位主要在肝。肝为风木之脏。中年以后，精气日亏，或后天失慎，病后体虚，阴虚于下，阳亢于上，若加烦劳恼怒、酒食不节、起居失调等因素，以致阳亢化风，血随气逆，上冲于脑，即可发为类中风。《医学衷中参西录》言："此因肝木失和，风自肝起，又加以肺气不降，肾气不摄，冲气胃气又复上逆，于斯脏腑之气化皆上升太过，而血之上注于脑者，亦因之太过。"

本案患者为中年女性，主因"头晕头痛7天"来诊。症见头晕头痛，胸闷气短，乏力，目干涩，口无味，夜寐差，舌红，苔白厚，脉沉弦有力。辨为风头眩（高血压）。患者平素性格急躁，遇事易着急，日久气郁化火，火气上逆故见头晕头痛，气逆胸膈故见胸闷气短、乏力，舌红、苔白、脉沉弦有力皆为风阳上扰之表现。治法：息风潜阳，镇逆平冲。方以自拟方"息风敛阳汤"加减。二诊加入苦寒而入心肝经的水牛角，清热凉血，潜阳息风；钩藤清热平肝息风。三诊加入蒺藜，清肝明目息风，并可疏肝解郁。

任老经常用"息风敛阳汤"来治疗心脑血管疾病、神经衰弱等一些常见病。冠心病发病率较高，尤其在中老年人群中，非常容易出现胸闷和心悸的症状，也有可能出现头晕的问题，经常性出现气短乏力和失眠多梦。神经衰弱也是一个当前比较容易遇到的神经系统疾病，主要表现为情绪易波动、烦躁易怒、腰酸背痛、失眠多梦等，会反复出现病情加重的状况，严重影响个人的心态。以上症状患者在应用"息风敛阳汤"后得到了很好的改善。

（王健　兰天野　整理）

（五）疏肝利胆，镇逆平冲法治疗风头眩

患者周某，男，42岁。2004年3月5日初诊。

主诉：头晕伴耳鸣6天。

现病史：患者6天前与人争吵后出现头晕伴耳鸣，血压升高，具体数值不明，予硝苯地平缓释片口服治疗，虽然头晕症状缓解，但未见明显改善。

刻下症：头晕伴耳鸣，口干口苦，心烦易怒，盗汗，手足易汗出，颜面红赤，大便2～3日一行，小便黄赤。舌红赤，苔厚腻，脉弦滑。血压142/102mmHg。

西医诊断：高血压。

中医诊断：风头眩（肝胆湿热证）。

治法：疏肝利胆，镇逆平冲。

方药：龙胆草15g，黄芩10g，柴胡10g，栀子15g，车前子15g，泽泻15g，通草15g，当归15g，水牛角25g，怀牛膝20g。7剂，水煎服。

二诊（2004年3月12日）：服药后头晕减轻，仍耳鸣，口干、口苦减轻，心烦易怒，盗汗，手足易汗出，颜面红赤，大便2～3日一行，小便黄赤。舌红赤，苔厚腻，脉弦滑。血压140/100mmHg。处方：龙胆草15g，黄芩10g，柴胡10g，栀子15g，车前子15g，泽泻15g，通草15g，当归15g，水牛角25g，牡丹皮15g。7剂，水煎服。

三诊（2004年3月19日）：仍有心烦易怒，手足易汗出，颜面红赤，大便2～3日一行，小便黄赤。舌红赤，苔厚腻，脉弦滑。血压140/100mmHg，处方：龙胆草15g，黄芩10g，柴胡10g，栀子15g，牛膝12g，车前子15g，泽泻15g，通草15g，当归15g，水牛角25g，牡丹皮15g，沉香5g，玄参10g。7剂，水煎服。

按：患者男性，因郁怒伤肝，肝失条达，郁而化火，上扰清窍，故见头晕耳鸣、口干口苦等症状；母病及子，痰热上扰于心神，见心烦不寐。而据中医"热者寒之"的原则，用龙胆泻肝汤使肝火得清，湿热得除，血压亦随之而降。龙胆泻肝汤首见于《医方集解》，"此足厥阴、少阳药也"。龙胆泻

肝汤是清脏腑湿热、泻肝胆实火的代表方剂。方中重用龙胆草为主药，大苦大寒入肝胆经，可泻肝胆实火，除下焦湿热；柴胡疏畅肝胆之气，引药入肝胆经；车前子、通草、泽泻清热利湿，助龙胆草清利肝胆湿热从溲而泻；黄芩、栀子清热泻火；当归养血益阴和肝；水牛角、牛膝清热凉血，引火下行。二诊考虑郁热侵入血分，故加入苦寒的牡丹皮，以清血分之热。三诊时考虑郁热仍有上犯之势，故仍加入引血下行的牛膝，以沉香降气，引上逆之气下行。肝喜润而恶燥，现有肝火上炎之势态，故加入苦寒之玄参，以清浮游之火。

诚如《成方便读》所云："夫相火寄于肝胆，其性易动，故以龙胆草大苦大寒，大泻肝胆之实火。肝胆属木，木喜条达，邪火抑郁，则木不舒，故以柴胡疏肝胆之气。更以黄芩清上，山栀导下，佐之以木通、车前、泽泻引邪热从小肠、膀胱而出。古人治病，泻邪必兼顾正，否则邪去正伤，恐犯药过病所之弊，故以归、地养肝血，甘草缓中气，且协和各药，使苦寒之性不伤胃气耳。"《医宗金鉴》言："胁痛口苦，耳聋耳肿，乃胆经之为病也。筋痿阴湿，热痒阴肿，白浊溲血，乃肝经之为病也。故用龙胆草泻肝胆之火，以柴胡为肝使，以甘草缓肝急，佐以芩、栀、通、泽、车前辈大利前阴，使诸湿热有所以出也。然皆清肝之品，若使病尽去，恐肝亦伤也，故又加当归、生地补血以养肝，盖肝为藏血之脏，补血即所以补肝也。而妙在泻肝之剂反作补肝之药，寓有战胜抚绥之义矣。"

笔者有幸跟任老出诊，发现任老在临床上常用龙胆泻肝汤治疗带状疱疹、皮炎、湿疹、扁平疣、痤疮、多形红斑、脂肪肝、乙型病毒性肝炎、药物性肝炎、慢性胆囊炎、急性胆囊炎、失眠、焦虑症、三叉神经痛、坐骨神经痛、慢性鼻窦炎、中耳炎、青光眼睫状体炎综合征、慢性前列腺炎、阳痿、阴囊湿疹、多囊卵巢综合征、阴道炎、慢性盆腔炎等多系统疾病。

任老在临床上应用龙胆泻肝汤时，抓住两个主要证候，即肝胆实火上炎证和肝经湿热下注证，在临床中应用效如桴鼓。另外，任老认为龙胆泻肝汤证患者因肝木过盛，常克伐脾土，故在泻肝的同时，也要注意顾护脾胃。所以在临床中以如补中益气汤、益元散等配合使用，同时做到不可过用苦寒，要中病即止。

（王健　兰天野　整理）

（六）化痰息风法治疗风头眩

患者李某，女，60 岁。2003 年 8 月 4 日初诊。

主诉：阵发性头晕 1 个月。

现病史：患者 1 个月前无明显诱因出现阵发性头晕，于当地医院行头部 MRI，未见明显异常，后诊断为"高血压病"，间断口服脑清片，症状好转，未规律服用降压药（具体药物不详）。

刻下症：阵发性头晕，头昏沉，头部紧缩感，口干不欲饮，双目干涩，纳可，进食后易腹胀，夜寐差，大便不实，小便清频，舌淡红，苔白微厚，脉弦。血压 150/90mmHg。

西医诊断：高血压。

中医诊断：风头眩（风痰上扰证）。

治法：化痰息风。

姜半夏 10g，炒白术 20g，天麻 15g，钩藤 20g，茯苓 15g，砂仁 15g，陈皮 15g，大枣 20g，生姜 15g，蒺藜 20g，白芍 20g，橘红 12g，甘草 6g。7 剂，水煎服。

二诊（2003 年 8 月 11 日）：服药后，头晕、头昏沉改善，头部紧缩感，口干不欲饮，双目干涩，纳可，夜寐差，腹胀、大便不实减轻，小便清频，舌脉如前。处方：姜半夏 10g，炒白术 20g，天麻 15g，钩藤 20g，茯神 25g，砂仁 15g，陈皮 15g，大枣 20g，生姜 15g，蒺藜 20g，远志 15g。7 剂，水煎服。

三诊（2003 年 8 月 18 日）：口干不欲饮，双目干涩，夜寐差，小便清频，舌脉如前。处方：姜半夏 10g，炒白术 20g，天麻 15g，钩藤 20g，茯神 25g，砂仁 15g，陈皮 15g，大枣 20g，石菖蒲 15g，蒺藜 20g，远志 15g。7 剂，水煎服。

按：汉代张仲景认为痰饮是眩晕发病的原因之一，并且用泽泻汤及小半夏加茯苓汤治疗眩晕，为后世"无痰不作眩"的论述提供了基础。元代朱丹溪倡导痰火致眩学说，《丹溪心法》云："头眩，痰夹气虚并火，治痰为主，夹补气药及降火药。无痰不作眩，痰因火动，又有湿痰者，有火痰者。"宋代以后，医家进一步丰富了对眩晕的认识。《重订严氏济生方》指出："所谓眩晕者，眼花屋转，起则眩倒是也，由此观之，六淫外感，七情内伤，皆能导致。"第一次提出外感六淫和七情内伤致眩说，补前人之未备，但外感风、寒、暑、湿致眩晕，实为外感病的一个症状，而非主要证候。龚廷贤的《寿世保元》集先贤之大成，对眩晕的病因、脉象都有详细论述，并分证论治眩晕，如半夏白术汤证（痰涎致眩）、补中益气汤证（劳役致眩）、清离滋坎汤证（虚火致眩）、十全大补汤证（气血两虚致眩）等，至今仍值得临床借鉴。至清代，对本病的认识更加全面，形成了一套完整的理论体系。

本案患者为老年女性，以阵发性头晕，头昏沉，头部紧缩感，口干不欲饮，双目干涩，纳可，进食后腹胀，夜寐差，大便不实，小便清频，舌淡红，苔白微厚，脉弦为主要表现，故辨为风头眩之风痰上扰证。以半夏白术天麻汤为主加减治疗。方中半夏燥湿化痰，降逆止呕；天麻平肝息风，而止头眩。两者合用，为治风头眩之要药。李东垣在《脾胃论》中说："足太阴痰厥头痛，非半夏不能疗；眼黑头眩，风虚内作，非天麻不能除。"故以两味为君药。以白术、茯苓为臣，健脾祛湿，能治生痰之源。佐以橘红理气化痰，脾气顺则痰消。使以甘草和中调药；加姜、枣调和脾胃，生姜兼制半夏之毒。二诊患者睡眠较差，考虑为水饮凌心所致，故去茯苓，改为具有安神之功的茯神。因有痰的存在，且大便不实，故去酸寒补血的白芍，加入远志以宁心安神，化痰开窍。三诊加入石菖蒲以增加化痰开窍之力，恐生姜过热而导致风仍上泛，故去掉。患者三诊症状较前改善明显。

半夏白术天麻汤方证缘于脾湿生痰，湿痰壅遏，引动肝风，风痰上扰清空。风痰上扰，蒙蔽清阳，故眩晕；痰阻气滞，升降失司，故胸膈痞闷、恶心呕吐；内有痰浊，则舌苔白腻；脉来弦滑，主风主痰。《素问·至真要大论》说："诸风掉眩，皆属于肝。"风性主动，肝风内起，则头眩物摇；复因湿痰上犯，浊阴上逆，故眩晕之甚，自觉天旋地转，遂作呕吐恶逆。治宜化痰息风。本方亦系二陈汤加味而成，在原方燥湿化痰的基础上，加入健脾燥湿之白术、平肝息风之天麻，而组成化痰息风之剂。

任老在临床中广泛应用半夏白术天麻汤治疗多种疑难病，多可取得意想不到的效果。任老多将此方应用于荨麻疹、胃溃疡、三叉神经痛、更年期综合征等疑难杂症，以上疾病临床上以痰论治者不多见，任老根据其痰湿为患的病机，或以健脾为主，兼化痰湿，或以化痰为重，兼补脾胃，据患者症状加减，均取得捷效，从中可见该方功效之一斑。

（王健　兰天野　整理）

【参考资料】

［1］任继学.任继学经验集［M］.北京：人民卫生出版社，2009.

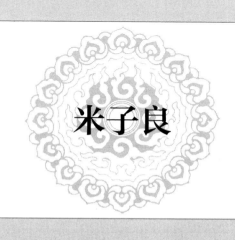

米子良

针对高血压病证，米子良教授从多年的临证经验中形成了自己的理论特色。他常讲中医学中无高血压的称谓，按其头晕、头痛等症状，可归为"眩晕"等范畴，所涉脏腑从《内经》所载的"诸风掉眩，皆属于肝"到后来五脏六腑皆能致眩。"风"者，来去疾速，善动不居，变幻无常，轻扬开泄，多有动摇，无孔不入之象也。《类经》言："掉，摇也。""掉"的主要症状包括抽搐、颤动、手足瞤动及肌肉震颤。《内经知要》言："眩，昏花也。""眩"者，是指眩晕、视物旋转、眼花或眼前发黑。凡具有肢体摇动、头目眩晕、视物旋转、眼前发黑等症状的疾患，大多与肝风相关，提示高血压的病机为"风"，病位在肝。故治疗高血压之法，即治肝治风之法，对高血压的病因病机及辨证论治具有重要的临床指导意义。同时米子良教授认为脾胃主运化，脾胃升清降浊失调，湿聚成浊，胃肠虚实无以更替，浊邪化为浊毒之邪。而从西医学角度来看，肠道菌群是脾胃及肠道功能的具体体现，因而脾胃功能失调，则肠道菌群、脏腑气血阴阳失调，形成浊毒之邪，较为重浊、稠厚、胶着、黏滞，其随血脉运行至全身，易于阻滞脉道，从而发为浊毒滞脉。浊毒停聚日久还可化痰生瘀，浊毒、痰饮、瘀血相互夹杂共同浸淫脉道，使脉道的正常舒缩功能减退乃至脉道变窄，气血运行不畅，从而发为高血压，正如《灵枢》所言："厥气在下，营卫留止，寒气逆上，真邪相攻，两气相搏，乃合为胀也。"综上可知，脾胃功能失调，肠道菌群和脏腑的气血阴阳失调、正虚邪盛，以及浊毒滞脉，兼夹痰瘀阻络均可发为高血压。治则以调理脾胃，调整肠道菌群、脏腑的气血阴阳，扶正祛邪，化浊解毒为主，兼顾行气化痰，活血化瘀。

米子良教授认为高血压的发生与多种因素相关，如体质因素、年老体衰、饮食不节、情志不畅等。体质因素方面，米子良教授认为临证需辨体质，并针对患者体质选用适当的处方，对于原发性高血压的治疗效果明显；年老体衰方面，米子良教授认为各种因素可造成老年人肝、脾、肾精气不足，进一步导致气机逆乱，水谷精微摄入不足，最终因虚致多痰多瘀等实邪，虚中有实，临床治疗应该仔细分辨，用心揣摩；饮食不节也可以导致高血压病，饮食不节包括饮食不洁、偏嗜食物、过饥或过饱等，这些不良的饮食习惯不仅会对脾胃的运化和受纳能力造成损伤，还会造成体内痰湿的蓄积，进而引发高血压；情志因素也会导致高血压，如怒极伤肝、肝阳上亢等均可导致高血压。

米子良教授认为高血压病位在肝。《内经》谓"诸风掉眩，皆属于肝"。肝为风木之脏，体阴而用阳，急性刚烈，主动主升，若嗜食膏粱厚味或情志失调等，终可造成阴阳气血平衡失调，致使肝失疏泄，肝阳亢盛而发病。临床可见肝阳上亢、肝风内动、肝脾不调、肝肾虚弱等证，并进一步化火动风，生痰生瘀，病性逐渐由实转虚，最终形成本虚标实之证。米子良教授认为高血压病早期病变在肝，表现为肝阳上亢，化火动风；中期由于肝木克伐脾土，病变部位在肝脾，表现为肝脾失和，痰湿内生；其病后期，肝病及肾，子盗母气，正气受损，多表现为阴虚阳亢，最终导致阴阳两虚。米子良教授指出，头为诸阳之会、精明之府，五脏六腑精华之血、清阳之气皆汇聚于头部，故无论外感六淫、内伤七情，均可上犯颠顶，扰乱清窍，导致气血逆乱，邪滞经络而发生高血压，因此气滞、痰凝、瘀血阻络，伴随整个高血压发病过程。

三、临床特色

（一）临证论治，分期辨治

米子良教授认为高血压在不同的发病阶段常以某一证型多见，故注重临床分期可有益于临床规律用药。米子良教授按病变发展将高血压病分为三期：早期以肝气郁结、肝阳上亢为主；中期常在早期基础上出现肝木横克脾土、痰浊中阻，肝肾阴虚、阳亢风动的病理变化；晚期进一步阴损及阳，出现阴阳两虚等病理变化，且易夹痰、夹瘀。正确辨别高血压病的分期发展，有助于临床更好地掌握病情变化，准确辨证用药。

（二）重七情，防肝气激亢

米子良教授认为，高血压病的病机存在由实证发展至本虚标实的演变规律，早期多因七情不遂而发生疾病。情志抑郁，肝失疏泄，导致肝气郁结，肝火上炎，甚至肝风内动。病位在肝，以实证居多，临床多用疏肝、清肝、镇肝等方法治疗。

1. 疏肝调血

肝为厥阴风木之脏，主疏泄，性喜条达而恶抑郁。若肝失疏泄，气机郁滞，久则气郁血逆，而导致血脉失调，血压升高。临床多见头痛头晕，胸胁胀闷，情绪低落，纳食减少，甚至两胁疼痛，舌淡红或偏红，脉弦或沉弦。治疗当遵"木郁达之"的原则，疏肝调肝，常用四逆散或血府逐瘀汤加天麻、菊花、钩藤等平肝潜阳之药。

2. 镇肝息风

肝体阴而用阳，主升主动，其经脉循行大致散布于胸胁，上行颠顶。若肝阳上亢，久则阳热风动，血随风散，循经上冲头目，则血压陡升。临床多见头目胀痛，眩晕昏仆，舌红苔黄，脉弦等。治以重镇潜阳，平肝息风。方用镇肝熄风汤加减，以龙骨、牡蛎、龟板、白芍镇肝息风，辅以代赭石镇肝潜阳，引肝阳下行。

（三）健脾胃，以治肝木横克脾土

肝旺克脾，米子良教授认为高血压病发展到中期，肝木克伐脾土，或寒凉太过损伤脾胃，可致肝脾同病，脾失健用，生痰生湿，痰湿阻滞中焦阳气，清阳不升，浊阴不降，甚则痰湿郁久化火，动风生瘀。病位在肝、脾，临床多以平肝化痰、祛痰化瘀法治疗。

1. 平肝化痰

肝胆疏泄失司，横克中焦，导致脾胃气机失调，故高血压病患者中多见肝胃不和之证。肝主疏泄，脾主运化，若肝失疏泄，横克脾土，气机横逆，可致脾失健运，痰湿内蕴，清阳不升，浊阴不降，造成血压升高。临床多见头胀，头重如裹，呕恶食少，胸脘胀闷，咳吐痰涎，痰多白黏，舌红苔白腻，脉滑。治以平肝息风，健脾化痰，米子良教授善用半夏白术天麻汤加减。取清半夏燥湿化痰，降逆和胃以止呃逆；天麻平肝息风以止头目眩晕；

辅以白术健脾化湿，与半夏、天麻同用，增化痰平肝之力；佐以茯苓健脾祛湿以助脾运，与白术、陈皮同用，理气化痰，脾气顺、脾气健运则痰自消；再以甘草调和诸药。诸药合用，共奏平肝息风化痰之功。

2. 祛痰化瘀

情志不遂，肝气失调，或进而化火，或横克脾土，脾胃功能失调，肠道菌群及脏腑的气血阴阳失调，正虚邪盛，以致浊毒滞脉，或火邪灼伤津液而成瘀，或脾伤则津液不布而成痰，此时痰瘀交阻，郁而化热，脾失健运，清气不升，浊气不降而致血压升高。临床多见头晕头痛，胸闷胸痛，入夜少寐，或者乱梦纷繁，舌紫苔薄黄腻，脉弦数。治以化痰和中，活血祛瘀，米老善用黄连温胆汤合通窍活血汤加减。取黄连、半夏、陈皮等品清热化痰；以川芎、赤芍、红花等活血之品通血脉；肝阳上亢者，常加天麻、菊花、钩藤等；湿邪内盛者，加茯苓、白术、苍术、薏苡仁等。

（四）久病及肾，重在调阴阳

米子良教授认为高血压病后期，病机表现为本虚标实，从肝阳有余，转至肝阴不足，损及肾阴。由肝肾阴虚发展致阴虚不能敛，阴虚阳失潜，虚阳浮越；或阴虚及阳，阴阳失衡，水火不济，形成阴阳两虚之证。治疗当滋阴潜阳，补阳以敛阴，以求阴阳平衡。肝肾同居下焦，肝藏血，肾藏精，肝肾互生，精血互化，有乙癸同源之说。若肝郁化火动风，耗伤肾水以致肾阴亏虚，虚阳上亢而致血压升高，辨证为虚实夹杂，以虚为主，正如《内经》云"年四十，而阴气自半也，起居衰矣"。肝肾亏虚、髓海不足为风眩之本，阴不制阳，肝阳亢逆为其标，肝体阴而用阳，性主升主动，因长期情志不遂或他病干扰气机，可致肝气郁结，郁而化火，风阳上扰，引动脑窍，"无风不作眩"，则发为风眩，故肝阳上亢为本病病机关键，虚实夹杂而以虚为主，临床多见头晕目眩耳鸣，颜面潮热，腰膝酸软，舌红苔少，脉弦细。治疗亦以平肝为急，以滋补肝肾为缓，滋水涵木以补肾，米子良教授善用六味地黄丸加减。以熟地黄、山萸肉、山药滋补肝、脾、肾之阴；以茯苓、泽泻、牡丹皮三泻以解痰湿；以龙骨、牡蛎、龟板等育阴潜阳。若心烦不寐者，加黄连、肉桂；口干舌燥者加麦冬或石斛。

（五）病证互参，标本兼治

辨病是对疾病整个过程变化规律的认识和概括，辨证是对疾病某一阶段的病因、病位、病性、病势等方面的辨析和归纳。米子良教授认为运用病证结合的思维模式可以更好地将中西医诊疗优势互补。高血压病虽以血压升高为主要临床表现，但现代研究表明其可由多种因素所致。如容量依赖性高血压，在辨证论治基础上，临床需侧重于利水渗湿，酌加具有降压利水作用的夏枯草、防己、车前子等；若由高钠饮食所致，在控制钠的摄入量的同时，宜合用健脾渗湿之品；由自身代谢低下而致水、钠滞于体内者，可取逍遥散合参苓白术散以治之；若因血流动力学异常所致者，则治宜活血利水，以血府逐瘀汤加泽兰、地龙、水蛭等；若是交感神经兴奋性高血压，治疗宜侧重心肝，以平肝潜阳、宁心安神之天麻钩藤饮合朱砂安神丸，或以天麻钩藤饮加生龙骨、牡蛎等平肝潜阳，并辅以心理疏导；若是代谢综合征患者，临床以痰瘀互结证型常见，宜血府逐瘀汤加减治疗。

（六）精准用药，取利弃弊

米子良教授不仅熟谙药物性味功效，还常常主动学习中药药理，熟悉常用中药的现代药理学知识。米子良教授认为中药药理学的研究给临床医生精准选药提供了极大的便利，中西汇通，中西结合，有利于精准用药。例如，天麻，味甘，性平，归肝经，有息风止痉、平抑肝阳、祛风通络之功。现代药理研究显示，天麻所含的降压成分为天麻素和天麻多糖。天麻素能增强中央动脉顺应性，使主动脉、大动脉等血管弹性增加，增强血管对血压的缓冲能力，从而发挥一定的降压作用；天麻多糖对高血压模型大鼠有良好的降压作用，作用机制与促进内源性舒血管物质的生成和抑制内源性缩血管物质释放，恢复两者拮抗效应的平衡有关。基于天麻的药理学研究成果，对以眩晕为主要症状的高血压患者，米子良教授选用天麻既可降压又可止晕。再如，高血压患者往往可见头痛，常有微循环障碍，米子良教授常用川芎，性温味辛，入肝、胆经，具有活血行气、祛风止痛之功。川芎辛温香燥，走而不守，既能行散，上行可达颠顶；又入血分，下行可达血海。川芎所含的川芎嗪能抑制血栓形成，延长凝血时间；能分解血浆纤维蛋白原，降低全血黏度，改善血流动力学；对血管平滑肌有舒张、解痉的作用，且扩张血管作用有部位特异性，具备典型钙拮抗剂的特点，从而起到降压作用。基于此，对血瘀明显且以头痛为主要症状的高血压患者，米子良教授给予川芎可降血压、缓解头痛、降低血液黏度，一举三得。而在临证中，他发现枳实、枳壳、青皮、麻黄、甘草等药有升压效应，故他认为即使高血压患者有上述中药的适应证也应弃而不用，另择他药；另外，青木香、广防己等虽有较好的降压作用，但由于含有马兜铃酸，有肾毒性，当禁用。

（七）熟谙药性，一药多用，兼顾他病

高血压常与糖尿病、高脂血症、代谢综合征等并存，故在临床选药时，尽可能选取一药多用可兼顾他病者。米子良教授认为，在不悖辨证的基础上可酌选葛根、杜仲等；对高血压合并高脂血症者，可适入生山楂、荷叶等。如此，以多病兼顾，节省药源。

（八）未病先防，养生控压

高血压有可控和不可控两种致病因素。不可控因素主要有遗传因素和年龄变化等；可控因素有饮食、烟酒摄入、精神状态、体重、药物等。日常生活中，饮食宜以清淡、低盐为主，注意多食芹菜、洋葱、香蕉、山楂等含钾降脂之品；做到恬淡虚无，精神内守，使情和志达，营卫通利，降低高血压的发病率。

四、验案精选

（一）平肝潜阳，镇肝息风法治疗高血压

杨某，女，60岁，2020年3月30日初诊。

主诉：头昏一周，加重两天，伴咳嗽、乏力。

现病史：患者自述头昏一周，加重两天，遂来就诊。

刻下症：头晕伴咳嗽，气短，乏力，胃疼，腿肿，腰困，受凉加重，寐差，乏力，舌淡胖、中裂，苔微白，脉沉细弦。

既往史：高血压病史，慢性支气管炎病史。

西医诊断：高血压眩晕综合征。

中医诊断：眩晕（肝阳上亢证）。

治法：平肝潜阳，镇肝息风。

方药：天麻钩藤饮加减。

天麻15g，钩藤12g，白芍15g，炙甘草6g，太子参20g，川牛膝15g，葛根15g，延胡索15g，桑白皮10g，杏仁12g，络石藤15g，陈皮10g，厚朴10g，酸枣仁30g。7剂，每日1剂，水煎服，早晚分服。饮食宜清淡，忌食肥甘厚味，低盐低脂低糖饮食，避免劳累，避免重体力劳动，注意休养，保持心情愉悦。

二诊（2020年4月13日）：气短、咳嗽减轻，头昏，寐5～6小时，腿、膝关节疼，舌淡胖、中裂，脉细弦。原方基础上加瓜蒌20g，片姜黄12g，14剂继续治疗。

三诊（2020年4月27日）：气短咳嗽减轻，舌淡胖、中有裂纹，苔微白，脉沉细弦，维持上方继服14剂治疗。

按：本患者头晕一周，属中医"眩晕"范畴。患者花甲之年，素体肝肾阴虚，阴虚阳亢，见头晕，寐差，胃疼，咳嗽，气短乏力，腰酸腿肿，舌淡胖、中裂，苔微白，脉沉细弦。综合四诊，辨证为肝阳上亢眩晕，治以平肝潜阳，镇肝息风。方中天麻、钩藤平肝潜阳息风；白芍滋阴清肝养肝；川牛膝补肝肾、强筋骨，引血下行；太子参壮中土而防肝横逆犯胃；延胡索重在止痛；陈皮、厚朴行气除胀；络石藤、葛根通络解肌舒筋；酸枣仁养肝安神助眠；炙甘草润肺止咳，兼以调和诸药。全方共奏平肝养肝、补肾健脾、养心安神之功。二诊患者诸症缓解，故守法不变，伴见关节疼痛，加片姜黄以通络止痛，瓜蒌以宽胸豁痰，葛根清热升津，现代药理研究显示其主要成分葛根黄酮能改善高血压患者的脑血流量。诸药合用，药到病除。

米老认为眩晕病位在肝，如《素问·至真要大论》言："诸风掉眩，皆属于肝。"眩晕的发生不责之于痰，便责之于虚，如"无痰不作眩""无虚不作眩"。肾为肝之母，肾主藏精，肝主藏血，肝肾阴虚则精血亏虚而无以滋养脑髓，出现眩晕。临床中以肝肾阴虚、阴虚阳亢为多见。米老从肝肾两脏论治眩晕，平肝潜阳兼以补肾健脾，养心安神，取得满意疗效。

（张志芳　樊煊婷　整理）

（二）燥湿祛痰，健脾和胃法治疗高血压

刘某，男，54 岁。2020 年 6 月 12 日初诊。

主诉：眩晕伴头晕耳鸣半年余，加重 1 周。

现病史：患者自述半年前无明显诱因出现眩晕、耳鸣，为求系统治疗，故来我院。

刻下症：头晕耳鸣，寐差，入睡难，梦多，舌淡胖，苔白，脉沉细弦。

既往史：无。

西医诊断：高血压眩晕综合征。

中医诊断：眩晕（痰浊上蒙证）。

治法：燥湿祛痰，健脾和胃。

方药：半夏白术天麻汤加减。

清半夏 10g，生白术 10g，天麻 12g，钩藤 10g，葛根 15g，石菖蒲 15g，酸枣仁 20g，合欢皮 20g，磁石 15g（先煎），陈皮 10g，响铃草 20g，夏枯草 15g，土茯苓 20g。14 剂，水煎服，日 1 剂，早晚分服。饮食宜清淡，忌食肥甘厚味，控制盐的摄入，避免劳累，避免重体力劳动，注意休养，保持心情愉悦。

二诊（2020 年 6 月 22 日）：患者耳鸣，头晕，寐可，舌淡胖，苔白，脉沉细弦。原方响铃草改为 30g，夏枯草改为 20g，另加菊花 15g，14 剂继续治疗。

三诊（2020 年 7 月 13 日）：患者仍有耳鸣，头晕等症减轻，舌淡胖，苔

白，脉沉细弦。查彩超示双侧颈动脉内中膜局部不均匀轻度增厚，右侧锁骨下动脉起始段后壁斑块形成，颈椎退行性改变。原方加威灵仙15g，泽兰10g，决明子15g，14剂。

按： 本案患者头晕半年余，属中医"眩晕"范畴，西医诊断为高血压病，见头晕耳鸣，寐差，入睡难，梦多，舌淡胖，苔白，脉沉细弦。平素饮食不节，嗜食肥甘厚味。综合四诊，辨证为痰浊上蒙证。治以燥湿祛痰，健脾和胃。方中半夏燥湿化痰，降逆止呕；天麻平肝息风，而止头眩。两者合用为君，为治风痰眩晕头痛之要药。以白术、土茯苓为臣，健脾祛湿，能治生痰之源。佐以陈皮理气化痰。酸枣仁、合欢皮、磁石安神助眠。菊花、夏枯草平抑肝阳。响铃草、石菖蒲利湿通阳开窍。二诊增加响铃草用量以滋养肝肾，利湿解毒止耳鸣；增加夏枯草的用量，清热泻火以明目。三诊以泽兰活血利水，决明子清肝明目以止眩晕，威灵仙疏通经络，则血滞痰阻，无不立除。

米老认为痰在眩晕病机中占有重要地位，如《丹溪心法》言："无痰则不作眩，痰因火动，又有湿痰者，有火痰者。"眩晕多反复发作，病程较长。其病因病机较为复杂，多彼此影响，互相转化，临证往往难以截然分开。米老认为此患者平素过食肥甘厚味，损伤脾胃，以致健运失司，水谷不化，聚湿生痰，痰湿中阻，则清阳不升，浊阴不降，致清窍失养而引起眩晕。故治以燥湿祛痰，健脾和胃，以半夏、天麻两味为君药取得满意疗效。正如李东垣在《脾胃论》中说："足太阴痰厥头痛，非半夏不能疗；眼黑头眩，风虚内作，非天麻不能除。"

（张志芳　樊煊婷　整理）

（三）理气化痰，疏肝健脾法治疗高血压

张某，女，51岁，2019年3月30日初诊。

主诉：头痛、眩晕1年余，加重1周，伴腰酸、寐差。

现病史：患者自述头痛、眩晕1年余。1年前因生气上火出现头痛、眩晕，未予系统诊疗，症状反复，遂来就诊。

刻下症：头昏，头痛，鼻炎，咽炎，腿痛酸困，关节痛，心慌，乏力，偶有腰困，寐差，胃不适，双乳疼，双乳腺增生结节，阴道痒痛，舌淡红苔薄白，脉细弦。

西医诊断：高血压眩晕综合征。

中医诊断：眩晕（痰湿中阻证）。

治法：理气化痰，疏肝健脾。

方药：二陈汤加减。

陈皮 10g，清半夏 8g，茯苓 12g，炙甘草 6g，天麻 12g，蔓荆子 10g，白芍 15g，川牛膝 12g，秦艽 15g，川芎 10g，没药 10g，川断 15g，琥珀 1.5g（冲），辛夷 15g（包煎），莪术 10g，路路通 10g，太子参 15g。14 剂，每日 1 剂，水煎服，早晚分服。饮食宜清淡，忌食肥甘厚味，控制盐的摄入，避免劳累，避免重体力劳动，注意休养，保持心情愉悦。

二诊（2020 年 4 月 6 日）：诸症减轻，但仍有头昏、头痛，腿酸软，舌淡红，苔薄白，脉细缓。原方基础上加蛇床子 15g，竹茹 10g，14 剂。

三诊（2020 年 4 月 16 日）：鼻炎、咽炎，舌淡红，苔薄白，脉细缓。初诊方基础上加蛇床子 20g，竹茹 10g，鹅不食草 10g，芡实 15g，山药 15g，14 剂。

按：本患者头痛、头晕 1 年，属中医"头痛""眩晕"范畴，头为清阳之会，清阳居上则神清气爽，若被痰湿浊邪所蒙，则清阳不升而头目眩晕。患者 1 年前因生气上火出现头痛，眩晕，反复发作。现症见头昏，头痛，腿痛酸困，心慌，乏力，寐差，舌淡红，苔薄白，脉细弦。综合四诊，辨证为痰浊中阻眩晕。治以理气化痰，疏肝健脾。方中半夏燥湿化痰，陈皮理气行滞，两药配伍共达治痰先理气之功；茯苓健脾燥湿，健脾以绝生痰之源；甘草健脾调和诸药；天麻重在平肝，白芍重在养肝，秦艽重在清肝，川牛膝重在补肝，蔓荆子重在清目，五药同用，共达疏肝之功；川芎为治疗头痛之要药。全方共奏理气化痰、疏肝健脾、降浊升清之效。全方照顾周详，方药适宜，故病当愈。二诊诸症减轻但仍有头昏、头痛，米老辨证其为痰湿中阻，故以蛇床子、竹茹加强清热利湿之功。三诊以山药、芡实健脾以祛湿，以助脾运。鹅不食草则是针对患者之鼻炎，祛风除湿，以通鼻窍。

米老认为头痛、眩晕之病位在肝，由于痰浊之邪蒙蔽清窍所致，与脾相关，脾为生痰之源，化痰须先健脾。痰浊中阻所致眩晕须肝脾同治。米老从肝、脾两脏论治眩晕，健脾以杜生痰之源，理气以通化痰之道。理气化痰，疏肝健脾，共除痰湿之邪，升清阳之窍，疗效满意。

（张志芳　樊煊婷　整理）

（四）疏肝、清肝、平肝、养肝、镇肝五法合用，治疗高血压

马某，女，71 岁，2002 年 9 月 5 日初诊。

主诉：眩晕 2 年余，加重 1 周。

现病史：患者自述 2 年前与家人争吵后出现头晕，发病时恶心呕吐，视物旋转，心慌，当时测血压偏高，经休息后症状好转，此后上述症状间断出现。血压最高时 160/110mmHg，多次测血压均高于正常值，经西医诊断为高血压病，常服硝苯地平等降压治疗，症状虽有缓解，但头晕时有发作。1 周前因生气头晕加重，遂到医院做进一步检查，血压 160/100mmHg，胸部 X 线及心电图均未见异常，遂求治于中医。

刻下症：头晕目眩，头胀，头皮发麻，视物旋转，恶心呕吐，心慌，口苦，腹胀，纳差，便秘，舌红苔薄黄，脉沉弦细，双寸大。

西医诊断：高血压病。

中医诊断：眩晕（肝郁化火，风阳上扰证）。

治法：平肝潜阳息风，疏肝滋阴清热。

方药：羚角钩藤汤加减。

羚羊角 2g（另煎），钩藤 8g（后下），生地黄 12g，白芍 10g，生龙骨、生牡蛎各 10g（先煎），菊花 12g，丹参 8g，琥珀 1g（冲服），大黄 3g，柴胡 6g，焦三仙各 10g。5 剂，水煎服，日 1 剂，分 2 次温服。

二诊（2002 年 9 月 10 日）：用药后头晕减轻，自觉胃中嘈杂，仍感视物旋转，不敢急翻身，腹胀，心慌，口苦稍减，大便干，血压 140/90mmHg。原方基础上加鸡内金 10g，太子参 6g，7 剂，水煎服，日 1 剂，分 2 次温服。

三诊（2002 年 9 月 18 日）：服上方后血压降至 135/85mmHg，头晕、头胀大减，头皮麻木感消失，余症悉减。上方去羚羊角、龙骨、牡蛎，加天麻 6g，以平肝潜阳息风。7 剂，水煎服。

四诊（2002 年 9 月 27 日）：头晕消失，视物清晰，诸症好转，大便仍干，上方基础上加芒硝 4g（冲服），继服 7 剂以巩固疗效。

按：根据高血压的临床表现，当属中医"头痛""眩晕"等范畴，而本患者以头晕为主症，故辨病当属"眩晕"。古代医籍对眩晕有很多论述，如"诸风掉眩，皆属于肝""无痰不作眩""无虚不作眩""眩者言其黑运转旋，其状目闭眼暗，身转耳聋，如立舟车之上，起则欲倒"等。

该患者年过古稀，下元亏虚，素患头晕，阴虚阳亢，且有风阳时时上窜之势，此次复因生气，肝气郁结，气郁化火，火热伤阴，阴虚阳升风动，上扰清窍出现头晕加剧，视物旋转，头胀、头麻诸症；肝气横逆犯胃则恶心呕吐；心烦口苦，大便干燥，此皆为气郁化火，火郁伤津之象，故以平肝潜阳息风，兼以疏肝滋阴清热为治。方中羚羊角、钩藤、生龙骨、生牡蛎平肝潜阳息风；生地黄、菊花、白芍滋阴清肝养肝；肝为刚脏，喜条达而恶抑郁，恐重镇平降过度激发其反动之性，故加少量柴胡以疏肝，顺其条达之性；用琥珀安神定悸；丹参逐瘀；大黄通便，以釜底抽薪，通腑泄热；焦三仙助运。全方合用，镇肝、平肝、清肝、养肝、疏肝五法，辅以通腑下气，安神逐瘀助运之药，心肝脾共调，而现显效。二诊加用太子参、鸡内金以壮中土，抵御亢木横逆。三诊患者头晕、头胀大减，头皮麻木感消失，余症悉减，故去羚羊角、龙骨、牡蛎，加天麻，以平肝潜阳息风。四诊患者大便仍干，故以少量芒硝软坚润燥。

米老认为眩晕之病位不离肝，故临证根据多年经验总结出治肝五法，即镇肝、平肝、清肝、养肝、疏肝，辅以通腑下气，安神逐瘀助运之药，心肝脾共调，而病患得愈。

（张志芳　纪新建　整理）

（五）温补肾阳，引火归原法治疗高血压

侯某，女，54岁，2005年5月2日初诊。

主诉：眩晕5年余，加重1周。

现病史：患者既往有高血压病史5年，服过多种降压药，但血压未能很好控制。近1周来头闷、头晕，四肢浮肿等症加重，故来我院求诊。

刻下症：头闷、头晕，四肢浮肿，胃脘憋闷或偶痛，纳少，血压180/100mmHg，精神萎靡，形寒怕冷，舌淡中裂，苔白，脉细弦缓。

西医诊断：高血压病。

中医诊断：眩晕（肾阳不足证）。

治法：温补肾阳，引火归原。

方药：桂附八味丸加减。

牡丹皮10g，泽泻10g，黄芩15g，山药15g，熟地黄10g，山茱萸10g，夏枯草15g，钩藤10g（后下），杜仲10g，车前子20g（包煎），桂枝8g，炮附子6g（先煎），焦三仙各15g，菊花15g，大腹皮12g，黄芪20g。4剂，水煎服，每日1剂，分2次温服。

二诊（2005年5月6日）：头闷、头晕好转，仍有四肢浮肿，下肢为甚。方见效，故治疗原则不变，守上方。12剂，水煎服，每日1剂，分2次温服。

三诊（2005年5月20日）：头闷、头晕大减，四肢浮肿减轻，自述寐差，易醒。此次测血压150/90mmHg。上方去焦三仙，加夜交藤20g，6剂，水煎服，每日1剂。

四诊（2005年5月27日）：诸症好转，唯有轻微头闷，今测血压140/90mmHg，故主方不变，上方加太子参8g，6剂，水煎服，每日1剂。

五诊（2005年6月3日）：患者自述诸症好转，头闷减轻，故守方不变。守5月27日方，将太子参加量至10g，6剂，水煎服，每日1剂。

六诊（2005年6月10日）：近日诸症消失，今日测得血压130/90mmHg，故守上方不变，再服数剂以巩固疗效。

按: 本患者为中年女性, 病程日久损及肾精, 阴损及阳, 真阳虚于下, 浮阳越于上; 清阳不升, 浊阴不降出现头闷、头晕。肾阳不足, 失于温化, 水气泛溢, 发为浮肿; 火不暖土, 化食不足, 则食少、胃脘憋闷; 患者精神萎靡, 形寒怕冷, 舌淡苔白, 脉细弦缓, 皆属肾阳亏虚之象。治宜温补肾阳, 引火归原, 利水消肿。米老以桂附八味丸为主方温补肾阳。桂附八味丸出自《金匮要略》, 具有温补肾阳之功, 可以补益虚损。其中桂、附温阳化气, 引火归原; 加杜仲补益肝肾、强腰壮骨, 可缓腰之痛; 夏枯草、菊花、钩藤清肝平肝以息风, 现代研究显示三者均有降压效果; 加入车前子、大腹皮利水祛湿, 以除肾阳虚衰不能温化水液引起的浮肿。此处对于黄芪的应用, 体现了米老对此方药的熟运。米老认为黄芪是升阳之品, 轻用能升血压、重用可降压, 故此以大量黄芪既能补脾益气, 又能利尿消肿, 以退患者四肢浮肿。现代药理证明, 黄芪能增强心肌的收缩力, 保护心肌细胞, 扩张血管和冠状动脉, 降血压, 且以 15～30g 利尿作用显著。阳虚多兼气虚, 又以太子参补气健脾, 与黄芪合用土旺则能健运, 升清降浊, 头晕、头闷自除。标本兼顾, 方药适宜, 故逐步好转, 果获捷效。三诊加夜交藤以养血安神以助睡眠。四诊诸症好转, 加太子参补气健脾, 以升清阳。五诊、六诊守法如前, 以图缓缓补之。

该患因血压高引起的头闷头晕, 属中医"眩晕"范畴。"诸风掉眩, 皆属于肝", 但高血压又多源自肾,《医学从众录》言:"究之肾为肝母, 肾主藏精, 精虚则脑海空而头重, 故《内经》以肾虚及髓海不足立论也。" 临床中多以肝肾阴虚, 阴虚阳亢为多见, 但由于阴损及阳, 肾阳虚型眩晕亦不少见。

(张志芳　纪新建　整理)

(六) 平肝息风, 清热活血, 补益肝肾法治疗高血压

黄某, 女, 72 岁, 2020 年 5 月 11 日初诊。

主诉: 眩晕 3 年余, 加重 1 周。

现病史: 患者既往有高血压、高脂血症、冠心病病史 3 年, 服过多种降

脂药、降压药，但血压、血脂未能很好控制。近 1 周来头闷、头晕加重，遂来我院求诊。

刻下症：头晕头昏，记忆力差。MRI 示双侧颈动脉斑块，脑内多发腔隙梗死并脑缺血，支气管扩张。关节痛，腿软无力，大便干，2 天 / 次，鼻痒，舌红苔微腻，脉沉细弦。

既往史：高血压，高脂血症，冠心病。

西医诊断：高血压，高脂血症，脂肪肝，冠心病。

中医诊断：眩晕（肝肾阴虚，肝阳上亢证）。

治法：平肝息风，清热活血，补益肝肾。

方药：天麻钩藤饮加减。

天麻 15g，钩藤 10g，菊花 20g，丹参 15g，太子参 20g，麦冬 12g，五味子 10g，夜交藤 30g，酸枣仁 20g，白芍 15g，炙甘草 6g，葛根 20g，地龙 15g，川芎 10g，黄芪 20g，蝉蜕 15g，生山楂 15g。7 剂，每日 1 剂，水煎，早晚分服。

二诊（2020 年 5 月 18 日）：气短，记忆力差，头右侧偏痛，大便干，舌红胖大，苔微腻，脉沉细弦。继用原方，加生白术 30g，7 剂。

三诊（2020 年 5 月 29 日）：头不晕，偶打嗝，言语不流利，眼睛模糊，舌红胖大，苔微腻，脉沉细弦。上方生白术改为 50g，加旋覆花 15g，7 剂继续治疗。

四诊（2020 年 7 月 10 日）：服药后诸症减轻，检查发现有双侧颈动脉斑块，舌红胖大，苔微腻，脉沉细弦。上方加生龙骨、生牡蛎各 15g，紫草 15g，藕节 10g，7 剂继续治疗。

五诊（2020 年 7 月 16 日）：服药后诸症减轻，舌红胖大，苔微腻，脉沉细弦。上方太子参改为 30g，加芦根 15g，14 剂继续治疗。

按：本案为老年女性患者，久为眩晕所困，而头痛、头晕等是高血压的主要症状。米老选取天麻钩藤饮为主方进行加减化裁。天麻钩藤饮出自《中医内科杂病证治新义》，"本方为平肝降逆之剂。以天麻、钩藤、生决明平肝祛风降逆为主，辅以清降之山栀、黄芩，活血之牛膝，滋补肝肾之桑寄生、杜仲等，滋肾平肝之逆；并辅以夜交藤、朱茯神以镇静安神，缓其失眠，故为用于肝厥头痛、眩晕、失眠之良剂。若以高血压而论，本方所用之黄芩、杜仲、益母草、桑寄生等，均经研究有降低血压之作用，故有镇静安神，降压缓痛之功"。米老认为高血压的本质为本虚标实，气血失和，病经在肝，根源在肾。肾精不足，肝失柔顺，脾失健运，心失所主，可致阴阳失调，气血失和，痰瘀内生，风火相煽，气机升降失常，而发为本病。可见其病位主要在肝肾，而肝肾阴阳失调、气机升降失常是本病病机所在。天麻钩藤饮是平肝息风、育阴潜阳的常用方剂。以天麻、钩藤、菊花平肝潜阳，清肝明目；黄芪、太子参、麦冬、五味子取生脉饮之意以滋养气阴，以充肝肾之阴；白芍、甘草酸甘敛阴，同生脉饮共滋肝肾之阴；葛根清热生津，升发清阳以止眩晕；病变在头部故用川芎、地龙行气活血利水，川芎引诸药于颠顶；以丹参、生山楂等活血降脂；蝉蜕息风祛痰，麦冬滋阴，加入太子参补气健脾。诸药共奏平肝息风、清热活血、补益肝肾之功。二诊服药后诸症减轻，仍有气短、打嗝、双腿无力症状，加入生白术补气健脾。三诊服药后诸症减轻，偶见打嗝症状，加入旋覆花降逆止呃。四诊诸症好转，加生龙骨、生牡蛎以平肝潜阳以止晕，以紫草、藕节活血凉血以助血行，以图缓治双侧颈动脉斑块、脑内多发腔隙梗死并脑缺血。五诊服药后诸症减轻，加入芦根清热豁痰。

　　本案以天麻钩藤饮平肝息风，以生脉饮益气滋阴，以充肝肾之阴。结合本案患者为年老女性，因此，水亏木旺的体质因素决定其发生眩晕，治疗也是围绕滋肾补水、清肝泻火、活血化瘀展开。其间也参合了一些现代理念，如运用降脂中药丹参、生山楂等，有利于改善动脉硬化，保护血管功能，值得借鉴。对于高血压患者，米老常嘱饮食宜清淡，忌食肥甘厚味，避免劳累，避免重体力劳动，注意休养，保持心情愉悦。

（张志芳　纪新建　整理）

【参考资料】

［1］麻春杰，董秋梅.米子良教授临证经验集要［M］.北京：中医古籍出版社，2018.

［2］张明亮，汪晓芳."诸风掉眩，皆属于肝"对中医治疗原发性高血压的指导意义［J］.河北中医，2014，36（12）：1876-1877.

［3］徐荣鹏.《黄帝内经》"病机十九条"理论与应用研究［D］.武汉：湖北中医药大学，2017.

［4］史圣华，金星，王亚梅，等.米子良教授治疗心系病证临证经验［J］.中国中医药现代远程教育，2019，17（12）：29-31.

［5］张志芳，麻春杰，米裕青，等.米子良从瘀论治痹证临证思路［J］.中医杂志，2019，60（10）：823-826.

［6］张志芳，米裕青，米子良.米子良治疗老年慢性脾胃疾病四要素［J］.时珍国医国药，2019，30（2）：476-477.

［7］张志芳，米裕青，董秋梅，等.米子良治疗肺系疾病经验［J］.中医杂志，2017，58（5）：373-375.

［8］杨巧芳，米子良，米裕青.米子良谈临床辨治［J］.辽宁中医杂志，2016，43（4）：834-836.

［9］张志芳，李永乐，翟双庆，等.米子良道术结合的诊疗模式探析［J］.辽宁中医杂志，2021，48（8）：74-77.

［10］师建平，张志芳.米子良运用治未病思想论治痛风经验［J］.中华中医药杂志，2020，35（10）：5042-5045.

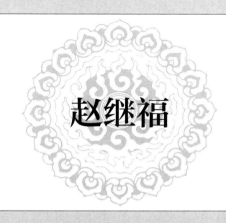

赵继福

一、医家简介

赵继福（1955—　），全国名中医，第五、六、七批全国老中医药专家学术经验继承工作指导老师，全国基层优秀名中医，吉林省名中医。赵继福教授出身中医世家，从小便接受中医文化的熏陶，幼年时跟随先辈学习中医诊病技巧，1977 年毕业于吉林医科大学，曾于基层的乡镇卫生院工作 10 年，进行全科疾病的诊治，积累了丰富的临床经验。此后，分别在长白县医院、珲春市中医院、长春市中医院及长春中医药大学附属医院临床一线工作。赵继福教授从医 40 余年，长于诊脉，善于归纳疾病病证特点，弥补了某些疾病在现有辨治法上的不足，将中医特有的辨证论治思想在临床诊疗过程中发挥的淋漓尽致，临床经验丰富，始终坚持创新，曾获"中华医学科技奖"。临床中，始终坚持动态的疾病观，师古而不泥古，不断探索各类疑难杂症的病机及治法，特别在心血管疾病、脾胃病、妇科疾病等方面成果斐然。

二、学术观点

赵继福教授认为学好中医必须要研习《内经》《神农本草经》《伤寒论》《金匮要略》《温病条辨》等经典著作，要做到融会贯通，知常达变。他擅长治疗内外妇儿多种疾病，涉猎范围广泛。据不完全统计，赵教授论病 300 余种，用 572 方，很多直接采自《伤寒论》《金匮要略》《医宗金鉴》《临证指南医案》《脾胃论》《内外伤辨惑论》《医林改错》《证治要诀》《温病条辨》《温疫论》等古籍。赵继福教授近取现代大家，溯源中医经典，博采诸家精华，其学术思想渊源可谓广泛，这一点在中医内科疾病的诊疗上体现地更为明显。

（一）取法经典，承接今学

赵继福教授认为中医博大精深，广学博览是十分必要的，数十年来他手不释卷，勤奋治学，同时也广泛涉猎后世医家之所长，取长补短，以广见识。值得一提的是，在他学习中医经典的过程中，《内经》及古代医家张从正的学术观点对其产生了很大的影响。经多年潜心研究和临床实践，他提出"扶正调衡，通达气血"的独特见解。他指出"扶正"应以平为要，不可失衡；"通达气血"就是通过去除致病因素，恢复气机升降，从而达到气血调畅，包括去除外感六淫、内生痰湿瘀血等，所用方法包含发表、泻下、渗湿、利水、消导、化瘀等。治疗中，强调"通达气血"，以护本为期，避免破坏气血阴阳的稳态，实际上也是"衡"的体现。"扶正调衡、通达气血"这一观点是赵继福教授对"扶正祛邪"的深入认识及创新，反映了他重视扶正培本和痰湿瘀血等致病因素与气机升降出入在病机变化中重要地位的学术思想。组方用药时，强调"扶正调衡"与"通达气血"二者不可等量齐观。邪盛正衰时，应重视"通达气血"，仅用祛邪之品，恐正气不足，宜给予适当的扶正之品顾护正气；邪正相持时，宜"扶正调衡"与"通达气血"并重；正虚邪恋时宜以"扶正调衡"为主，兼以"通达气血"。例如，赵继福教授崇尚脾胃学说，认为脾胃为后天之本，气血生化之源，气机升降的枢纽，人以胃气为本，故治病注重调理脾胃。在"扶正调衡，通达气血"的学术观点指导下，他认为饮食失调损伤脾胃是发病的关键因素之一。脾胃损伤常见气虚、血少、湿蕴、痰阻、瘀血、气机紊乱等病证，治疗既要扶助正气，还要着眼于气血壅滞的根源，即"调中央并通达四旁"。

在"扶正调衡、通达气血"这一观点指导下，赵继福教授特别强调临床诊治疾病要"善查因、细辨证、追本溯源"。由此，他治病、治学的原则和特点也得以淋漓尽致地体现，而从其所治疾病也可窥见其广涉医典、承接今学之学术渊源。

（二）虚实分类高血压

通过深入研究现代常见病的发病机理，赵继福教授认为"扶正调衡、通达气血"这一观点普遍适用于中医内科大部分病证，如高血压、冠心病、糖尿病、高脂血症、痛风等，特别是高血压，可有效指导其临床治疗。

中医并无高血压，而是将其归属于"眩晕""头痛"等疾病范畴。《内经》中记载"诸风掉眩，皆属于肝"及"髓海不足，则脑转耳鸣，胫酸眩冒，目无所见，懈怠安卧"，将其发病原因归属于肝肾失调，这为后世从肝肾论治高血压提供了重要依据。陈无择在《三因极一病证方论》中提出"喜怒忧思，致脏气不行，郁而生涎，涎结为饮，随气上厥，伏留阳经，亦令人眩晕呕吐，眉目疼痛，眼不得开"，表明高血压病与情志因素有关。《备急千金要方》中提到"风眩"，《伤寒杂病论》中记载"心下有支饮，其人苦冒眩"，朱丹溪认为痰是引起眩晕的主要因素，并强调"无痰不作眩"。《医宗金鉴》中记载"瘀血停滞，神迷眩晕"。上述医家分别从风、饮、痰、瘀诸多方面论述高血压的产生。另有张景岳提出"无虚不作眩"，认为眩晕的病因病机为"虚者居其八九，而兼火兼痰者，不过十中一二耳"。赵继福教授认为导致高血压的病因较多，与历代医家认识相符，后人无出其右，但于临床而言过于繁杂，较难一目了然。因此，赵教授从病性入手，将高血压分为两类，一类为实证高血压，一类为虚证高血压。实证高血压治疗以平肝潜阳、顺气降火、活血化瘀、化痰除湿为主；虚证高血压治疗以滋阴潜阳、补益肝肾、调补气血阴阳为主。

赵继福教授总结前人经验，发现实证高血压易治，而虚证高血压则较难治疗。为提高临床疗效，突破虚证高血压治疗的瓶颈，他首先溯源经典。如《丹溪心法》记载："淫欲过度，肾者不能纳气归元，使诸气逆奔而上，此气虚而眩晕也。"《灵枢·口问》云："上气不足，脑为之不满，耳为之苦鸣，头为之苦倾，目为之眩。"《素问·生气通天论》曰："阴之所生，本在五味；阴之五宫，伤在五味。"其次，赵继福教授将中医经典著作中有关本病病因病机的论述与现代社会致病因素相结合，总结出现代虚性高血压患者多有饮食不节、情绪急躁、焦虑、生活习惯无常度等特点，以致伤阴损阳，耗伤气血。此类患者以头晕眼花、疲劳乏力、腰膝酸软等为主要临床表现，其血压升高程度通常较实证高血压低，多数患者常因体检发现血压升高，自身症状并不一定明显；而病机为脏腑气血失和、阴阳失调，主要以肝肾阴虚、气血不足为主。气血不足，则无以上荣；阴阳失调则阴不敛阳，阳不守阴。因此，人体处于气血阴阳失调的状态时，脑髓清窍失于供养，血压随之增高，就会导致眩晕、头痛等病证。可以将此种情况理解为，当人体处于失调状态时，在机体自我调节能力的推动下，为了维持人体正常的生理活动及减少各脏腑组织因失荣而造成的损害，人体血脉紧张收缩，增加血脉的压力使气血得以上荣，阴阳暂时恢复平衡，此时患者处于一种病理性的平衡中，多数人并无不适，只有少数患者会有轻微的自觉症状，但这种状态会加重人体正气的损耗，不明此意，则病情日渐深笃。

通过理论研究与临床实践，赵继福教授认为虚证高血压的共同特点为脏腑气血失和、阴阳失调。结合此类患者的核心病机，他御繁以简，将气血不足、肝肾阴虚型虚证高血压命名为虚性高血压病，并依此进行调治，常得佳效。

（三）虚性高血压的内涵特点

对于虚性高血压病，赵继福教授强调"扶正调衡"与"通达气血"并用，且以"扶正调衡"为主，重在气血阴阳，兼以"通达气血"，即着眼于痰湿瘀血等因素。而这种观点的提出，实际上与虚性高血压的内涵特点有关。

赵继福教授通过细心观察，临证揣摩，发现患有虚性高血压病的患者往往存在某些致虚的慢性疾病，或素体虚弱且长期处于虚损状态，从而导致患者对自身症状及血压波动失于关注。究其原因，前者可由其他疾病的症状掩盖，后者则是适应虚损状态后的一种自身适应性的表现，所以两者对于自身血压异常的发现并不及时，且按常规治法效果并不显著。综合以上分析，赵继福教授主张治疗此类虚性高血压病当以补养气血、调和阴阳为主，同时扩张脉道，使气血得到补充，阴阳调和，血脉恢复到原有状态，血压自然得降。需要注意的是，"扶正调衡"强调的是补益虚损，以"衡"为目标，因此临床诊疗时对于"扶正"不应畏手畏脚，调补气血时补药剂量宜大，才能达到"平衡"的状态。此外，治疗虚性高血压病时，赵继福教授不仅注重调和阴阳、补益气血，同时还注重脉道通利的情况，亦即"通达气血"，这实际是治疗的点睛之笔。一方面，患者自身血脉使气血上荣于脑髓清窍而收缩，所以虚性高血压病患者血脉因长期收缩会导致不同程度的损伤，因此，气血于脉道内运行时，局部脆弱的脉道有发生破裂、出血等危险，并会在旧疾的基础上添加新患，不仅有加重病情的可能，还有威胁生命的隐患。另一方面，补益气血时通利脉道，可防止气血于脉道内流动过快，使气血以安全的速度运行全身，降低血溢脉外的风险。

熟谙虚性高血压病的内涵特点，有助于对本病辨证立法、遣方用药进行准确解析，可为临证提供参考。

三、临床特色

赵继福教授在治疗中医内科疾病方面的独到见解和宝贵经验，对于渴求精进的中医人来说，可谓启迪后学，字字珠玑。更为重要的是，赵继福教授严谨求实、精研医道的精神和态度正是中医人从事临床工作所需的特质，是需要新一辈中医人继承与发扬的。从医 40 余年来，赵继福教授擅长中医内科，对妇科、儿科、外科等亦有造诣，尤其对高血压病核心病机的深入剖析，使得他对高血压病的诊疗有自己独到的见解。

（一）临床诊治特点

通过多年的理论学习与临床经验参悟，赵继福教授发现随着社会大环境的改变，很多疾病的病因病机及典型症状发生了改变，若继续遵循固有的辨证内容诊治疾病，难免出现误诊或漏诊。为此，他将多年临床经验与家传师承同中医诊断学、中药学、方剂学及中医内科学等相结合，规范、完善并创新相关疾病的诊疗，这是其多年中医药临床工作宝贵经验的结晶。例如，在治疗脾胃病时，除秉持肝气宜疏理、脾胃宜健运、气机宜畅达的理念外，尚重视肝、脾、胃功能失调时所附带的病机、病理产物的变化，同时重视健胃宜通腹，因此在遣方用药时常常会加用大黄，对胃气上逆难治之症常重用大黄。治疗糖尿病周围神经病变时，关注核心病机所在，逆转了化瘀通络法和益气温阳法的治疗权重，将在化瘀通络法基础上酌加益气温阳药，转变为在益气温阳法基础上辅以化瘀通络药，临床治疗糖尿病周围神经病变重症患者疗效满意。在高血压病的治疗过程中，赵继福教授诊治特色更加突出，创新性地按病性将高血压病分为虚实两类，特别强调虚性高血压病的治疗及药物剂量与临床疗效的相关性，从根本上治疗虚性高血压病，明显提升了临床有效率。

（二）诊治高血压病的特色

1. 针对核心病机选方用药

（1）无虚不作眩：明代张景岳以虚立论，"眩晕一证，虚者居其八九，而兼火兼痰者不过十中一二耳"。赵继福教授认为此处虚当包括气虚、血虚、阴虚及阳虚。气虚，上气不足，清阳不升，脑窍失养，导致眩晕；血虚，脑窍失荣，面色苍白，唇甲无华，乏力；阳虚，多见于痰饮病，因阳气不足，无力温化水液，痰饮内生，蒙蔽清窍，发为眩晕；阴虚，多为肝肾不足导致阴不制阳，肝阳上亢，引起头晕，五心烦热，颧红口干，舌红少苔。治疗此证应以补益心脾、培补气血为主。方药可用归脾汤：黄芪60g，党参20g，白术15g，茯神15g，当归15g，炒酸枣仁15g，远志10g，龙眼肉15g，木香10g，甘草10g，大枣10枚。若肾精耗伤引致的眩晕，可伴有腰膝酸软，神疲健忘，遗精耳鸣，记忆力减退等。方药可用补肾定眩汤：枸杞子30g，菊花15g，熟地黄15g，山药30g，菟丝子15g，女贞子15g，肉苁蓉20g，山萸肉15g，杜仲15g。

（2）无痰不作眩：朱丹溪在痰饮病的理论上有所发挥，此处痰主要为"无形之痰"，常因脾虚使水谷不能化生精微，聚湿生痰，痰浊中阻，清阳不升，浊阴不降，蒙闭清窍，发为眩晕。患者头重昏蒙，胸闷恶心，时呕痰涎，不思饮食。若痰浊郁而化火，则痰火上犯清窍，亦可使眩晕加重。治疗此证应以化湿祛痰为主。方药可用半夏白术天麻汤加减：半夏15g，生白术20g，茯苓20g，橘红10g，天麻15g，牡蛎30g，泽泻15g，竹茹10g。

（3）无风不作眩：风胜则动，诸风掉眩，皆属于肝。肝为风木之脏，主动主升，不管内风、外风，均可上扰清窍，引起眩晕。患者头晕目眩，头胀或痛，心烦易怒，失眠多梦，耳鸣口苦，面色红赤，血压偏高，常由情志刺激而诱发。治疗此证应以平肝息风为主。方药可用镇肝熄风汤加减：杭白芍15g，玄参15g，龙骨30g，牡蛎30g，代赭石30g，龟板20g，天麻15g，钩藤20g，夏枯草15g，夜交藤30g，牛膝15g。

（4）无瘀不作眩：明代杨仁斋首先提出"瘀滞不行，皆能眩晕"。其后《医宗必读》亦提出"瘀血停蓄，上冲作逆，亦作眩晕"。此处瘀分为两种情况，一种为气虚血瘀，如王清任在《医林改错》中指出"元气既虚，必不能达于血管，血管无气，必停留而瘀"；另一种为离经之血，不能及时消散，瘀滞于经脉或器官之内。如《医学正传》中载："外有因呕血而眩冒者，胸中有死血迷闭心窍而然，是宜行血清心自安。"患者表现为眩晕头痛，口唇爪甲紫暗，舌质紫暗，或见瘀斑瘀点。治疗此证应以活血化瘀通络为主。方药可用桃红四物汤加减：桃仁10g，红花15g，白芍15g，当归15g，熟地黄20g，川芎10g。或用化瘀清散汤：丹参15g，红花15g，地龙15g，牡丹皮15g，赤芍15g，柴胡10g，葛根15g，薄荷10g，桑枝15g，菊花15g。

（5）无火不作眩：火气上炎，扰动清窍，发为眩晕。严格来说，肝阳上亢、阳气上炎均属于火。刘完素有"眩晕而呕吐者，风热甚故也"之说；《医学正传》有"其为气虚肥白之人，湿痰滞于上，阴火起于下，是以痰夹虚火，上冲头目，正气不能胜敌，故忽然眼黑生花，若坐舟车而旋运也，甚而至于卒倒无所知者有之"的论述，表现为头胀头痛，急躁易怒，口苦，尿黄，大便秘结，舌红，苔黄或黄腻，脉弦有力或弦细无力。治疗此证应以平肝息风、清热降火为主。方药可用天麻钩藤饮加减：天麻15g，钩藤30g，石决明30g，杜仲15g，牛膝15g，桑寄生15g，栀子10g，黄芩10g，益母草15g，茯神15g，夜交藤30g。若症见神识恍惚迷蒙者，为风火上扰清窍，由中经络向中脏腑转化，可配合牛黄清心丸或安宫牛黄丸以开窍醒神。

2. 纲目并举，病证结合

对高血压病的认识，赵继福教授是从症入手，在病和证两个层次上把握疾病的本质，在诊断方面以诊断性要素为依据，兼顾客观指征；在证候辨析中，以辨证性要素为基础，重视症状、舌脉等信息的分析与综合归纳，从而较好地把握疾病发展过程中的阶段性矛盾。对于高血压病而言，赵继福教授认为本病为机体阴阳平衡失调所致，与肝、脾（胃）、肾关系较为密切，早期多以肝脾为主，晚期多累及肾，实证以肝火、痰湿、血瘀为主，虚证以肝血不足、肝肾阴虚、气阴两虚与阴阳两虚为主。同时结合血压监测的具体数值决定药物剂量，充分体现了方药量效关系。

临床中，高血压病以头晕、头痛伴血压升高为诊断依据，在此基础上综合分析临床症状和舌苔脉象，分辨出阴虚、阳亢、风动、火升、痰扰、瘀阻等不同证候类型，分别采用育阴、潜阳、息风、豁痰、化瘀之法，辨病与辨证相辅相成，辨证论治应始终贯穿于辨病论治之中，在治疗中密切观察血压是否下降或恢复正常。例如，实证以肝火、血瘀多见。肝火证治疗以清肝泻火为主，方选当归龙荟汤：当归15g，龙胆草15g，芦荟10g，黄芩10g，黄连10g，黄柏15g，栀子15g，大黄10g，木香5g，青黛5g。根据肝火程度的不同，可增减龙胆草、芦荟等苦味药物的用量；血瘀证治疗以活血化瘀为主，方选桃红四物汤或化瘀清散汤加减。血瘀证是高血压发病率最高的证候类型，易发生心肌缺血、脑梗死及脑出血等，临证常酌加豨莶草20g，天麻20g，胆南星20g，半夏10g，当归20g，川芎10g。

3. 虚实分类，独辟蹊径

赵继福教授时常强调，中医学不仅是一门医学，还是中国传统文化的缩影，蕴含哲学思想，所以诊治疾病时要用动态的眼光看待问题。以高血压为例，现代医家对其阐述各有千秋，多认为该病病性为本虚标实，且急则治其标，首先关注阳亢风动等，侧重标实；还有学者将高血压归属于中医"脉痹"范畴，认为瘀是引起本病的主要原因，然而依此治疗，临床疗效常常有限。通过多年临床实践，赵继福教授发现高血压病的临床表现多样，辨证分型参考标准不一，因现今生存环境的不同，随人们生活方式的改变，高血压病中医证型发生了改变，其中气血不足、肝肾阴虚之证越来越多。分析病因病机，可简单归结为脏腑阴阳失调、气血失和。所以，赵教授将气血不足、肝肾阴虚型高血压归纳为虚性高血压病，可涵盖大部分虚证高血压病的临床特点，降低了治疗难度，尤其适合基层医疗机构推广应用。

赵继福教授细心观察，临证揣摩，确立治疗此类高血压病当以补养气血、调和阴阳为主，并指出调补气血时补药剂量宜大，以量变引起质变，才能达到从根本上治疗虚性高血压病的目的。他结合多年临床经验，创立了专治本病的方剂，虚性高血压方和阴虚高血压方，分别侧重气血亏虚和肝肾阴虚。

（1）虚性高血压方的药物组成：人参15g（另煎），当归20g，鹿角胶15g（烊化），龟板20g（先煎），熟地黄25g，枸杞子25g，菟丝子25g，牛膝25g，桑寄生25g，炒杜仲20g，山萸肉20g。方中人参大补元气，可通利血脉，当归补血活血，两药相合，气血相生，血脉恢复至原有状态，便于气血运行，共为君药；鹿角胶补肾助阳；龟板滋阴潜阳；熟地黄补血，配合人参使阴阳相调，增强补益气血的功效；枸杞子、菟丝子、牛膝、桑寄生、杜仲补益肝肾；山萸萸通利气血。方中补益类中药药量偏大，使补益之力增强，意在快速调补气血，气血足则五脏安。全方共奏补气养血、滋阴助阳之功效，达到调气血、和阴阳以治疗虚性高血压病的目的。需要注意的是，虚性高血压病常伴脾胃虚损，故痰湿易见，原方熟地黄有滋腻之嫌，对痰湿较盛者可换用二至丸，这实际上也是"通达气血"的体现。

（2）阴虚高血压方的药物组成：生地黄20g，熟地黄15g，山萸萸20g，枸杞子15g，泽泻15g，女贞子15g，五味子15g，芦根15g，枳实15g，枳壳15g，甘菊花12g，知母12g，黄柏12g，麦冬12g，天麻10g，火麻仁30g，煅牡蛎30g，珍珠母30g，柏子仁20g，远志9g。本方是在朱丹溪"阴常不足，阳常有余"基础上的进一步发挥，赵继福教授认为老年人肝肾之阴常不足，肝阳常有余，治疗当从虚论治，以滋补肝肾之阴为主。方中以生地黄、熟地黄、山萸萸补肾益阴为君药，内寓滋水涵木之意；枸杞子与菊花相须为用，既能滋肾，又能清肝明目；麦冬、芦根滋养肺胃，养阴生津，意在佐金平木；取二至丸君药"女贞子"滋肾养肝益精血，五药共为臣药。同时，佐以知母、黄柏清热泻火，生津润燥；泽泻泻相火、利湿浊，防熟地黄之滋腻；火麻仁润燥通便，枳实、枳壳行气通便，便通则火热之邪消退，乃釜底抽薪之意，间接达到清热平肝的目的；天麻主要取其平肝安神之效，再辅以煅牡蛎平肝潜阳、安神敛汗，珍珠母重镇安神，柏子仁养心安神兼能润肠通便，远志宁心安神，五味子收敛固涩。诸药合用，可使阴阳平衡，气血畅达，血压复常。

赵继福教授认为现代人大多处于亚健康状态，虚损广泛存在，虽然既往治疗关注点多偏于实性高血压，但虚性高血压患者当下也较为常见。高血压病中医治疗依证而行，病证结合，但针对虚性高血压人群却往往顾忌补益药升压，未从中医辨治本源出发，效果不甚理想。赵教授认为虚性高血压病的根源在于气血阴阳亏虚，治疗应以补益气血、调和阴阳为主，且要兼顾构成因素的权重而施药，即识其病因病机，方能治病求本。人们常说"明道而后练技，熟理而后试方"，若要达到古人所说的上工境界，需要做到"师古而不泥古，扬新而不弃道"，才能真正做好中医药的传承与创新。

四、验案精选

（一）补气养血益肾法治疗高血压

患者张某，男，46岁。2019年9月3日初诊。

主诉：头晕，颈部僵硬1月余。

现病史：患者1个月前无明显诱因出现头晕，颈部僵硬不适，曾反复就诊于多家医院，以"颈椎病"治疗，效果不显，经朋友介绍来赵教授门诊就诊。

刻下症：头晕、颈部僵硬不舒服，后背僵硬，疲乏神倦，以下午两点以后上述症状更加明显，汗多，眼干，心悸，腰酸，半夜易醒，醒后不易入睡，饮食可，大便不成形。肌肉壮实，血压145/110mmHg，心率105次/分。舌红苔少，脉细数无力。

既往史：舒张压高病史1年，一直口服降压药，但舒张压仍不降，波动在100～110mmHg，平素时常熬夜工作。

西医诊断：高血压。

中医诊断：眩晕（气血亏虚，肝肾阴虚证）。

治法：补气养血益肾。

方药：虚性高血压方。

人参15g、鹿角胶15g（烊化）、龟板20g（先煎）、熟地黄25g、枸杞子25g、菟丝子25g、牛膝25g、桑寄生25g、山茱萸20g、杜仲20g、当归20g。7剂，水煎服，每剂取汁300mL，每天2次，每次150mL。

二诊（2019年9月10日）：药后头晕及颈僵不适症状有改善，疲劳感减轻，夜眠易醒现象消失，自测血压下降，尤其以舒张压显著，波动在90～100mmHg，但服药后有腹胀，大便不成形。舌淡红苔白，脉细无力。在上方基础上加炒白术15g，砂仁15g（后下）以增强健脾消胀之力。14剂，服法同上。

三诊（2020年9月24日）：药后偶有头晕症状，后背僵硬症状明显减轻，自觉精力较以前充沛，饮食、睡眠、大便均正常，收缩压正常，舒张压波动在90～95mmHg，遂自行停用降压药，但仍有颈僵、心悸、腰酸。舌质淡红，苔白，脉细微弦。在上方基础上加生牡蛎50g，丹参20g，川芎10g。20剂，服法同上。

四诊（2020年10月14日）：药后头晕、颈部僵硬、心悸、腰酸均消失，精力充沛，饮食、睡眠、大便均正常，近20天内均未再用降压药，血压维持在140/90mmHg以下。舌质淡红，苔白，脉细。继服上方14剂，巩固治疗，服法同上。嘱患者服药结束后，如无不适症状，可不必复诊。

3个月后随访，症状未再复发，血压维持在正常范围内。

按：本案患者以头晕，颈僵硬为主诉就诊，属中医"眩晕"范畴，根据患者头晕，颈僵硬，疲乏神倦，眼干，心悸，腰酸，半夜易醒，醒后不易入睡，饮食可，大便不成形，舌红苔少，脉细数无力的临床表现，辨证属气血亏虚兼肝肾阴虚型虚性高血压病，治以补气养血益肾法。初诊应用人参峻补气血，熟地黄、龟板滋阴益精，鹿角胶温肾助阳，枸杞子、菟丝子、桑寄生、杜仲、牛膝、山茱萸补肝肾，当归活血通经。诸药合用，补益气阴，填精益肾。二、三诊时分别加用炒白术、砂仁健脾行滞之品，丹参、川芎活血之药，使全方补而不滞，扶正调衡，诸症最终得愈。

赵继福教授将因气血亏虚或肝肾阴虚导致的高血压统称为虚性高血压病，常选用虚性高血压方治疗，疗效显著，并且无药物依赖，但辨证治疗时常注意以下几个方面：

第一，此类高血压患者多处于亚健康状态，以中青年人居多，患者虽然外表壮实，但身体内部空虚，形成了"形盛气虚"的状态，除头晕、头昏沉外，还有颈僵不舒，背部发板发皱，尤其下午时更加明显，睡眠半夜易醒等典型症状，脉象常表现为沉而细数。

第二，虚性高血压方含有较多峻补之品，一般大量应用才能有降压效果，只用于虚性的高血压，以舒张压高为主，运用后不会因为大补气血而使血压骤然升高；同时患者服用本方时常会出现腹胀、排气多等症状，此时常加砂仁行气宽中温脾，《本草新编》记载砂仁"能辅助补药，行气血于不滞也……入之砂仁，以苏其脾胃之气，则补药又能消化，而生精生气，更易之也""砂仁止入脾，而不入肾，引补肾药入于脾中则可，谓诸补药必借砂仁"。

第三，嘱患者生活起居规律，加强体育锻炼，避免过度劳累，此类型患者若出现肢体麻木，或心电图表现为心肌缺血时，则易导致猝死，所以在临床实践中常需警惕。

（代娜　整理）

（二）温肾法治疗高血压

患者高某，女，23岁。2013年5月6日初诊。

主诉：头晕、头痛反复发作10年余。

现病史：患者13岁时发现血压高，平均血压波动在180～200/110～120mmHg，就诊于多家医院，西医排除继发性高血压可能，以4种或5种降压药联合治疗，血压勉强控制在170～180/110～115mmHg，近10年间口服中药亦不计其数，但是头晕、头痛、血压高未见明显改善。

刻下症：头晕，头痛，畏寒，汗多，腰酸，胸闷，心悸，双下肢浮肿，15 岁开始停经，情绪低落，饮食少，噩梦多，小便清长，大便稀溏。血压 195/115mmHg，心率 102 次 / 分。舌质淡白，有齿痕，苔白厚，脉沉细略紧。

既往史：高血压 10 年，闭经 8 年。

西医诊断：高血压。

中医诊断：眩晕（肾阳虚证）。

治法：温肾化气利水。

方药：济生肾气汤加味。

炮附子 7.5g（先煎），肉桂 10g，熟地黄 25g，炒山药 25g，山茱萸 15g，牡丹皮 15g，泽泻 15g，茯苓 15g，车前子 30g（包煎），牛膝 25g，巴戟天 15g，炙淫羊藿 15g，生龙骨 15g（先煎），生牡蛎 15g（先煎），丹参 30g。7 剂，水煎服，每剂水煎 300mL，每天 2 次，每次 150mL。

二诊（2013 年 5 月 13 日）：药后患者情绪低落改善，血压开始下降，服药后自测血压均在 160 ～ 170/100 ～ 105mmHg 波动，头晕及头痛本周均未发作，噩梦减少，出汗减轻，仍胸闷，心悸，双下肢水肿，血压 160/105mmHg，舌质淡白，有齿痕，苔白，脉沉细无力。上方炮附子改为 10g，加防己 10g。14 剂，水煎服，每剂水煎 300mL，每天 2 次，每次 150mL。

三诊（2013 年 5 月 27 日）：药后患者血压波动在 140 ～ 150/90 ～ 100mmHg，汗多，心悸，双下肢浮肿减轻，仍畏寒，腰酸，大便略成形，舌质淡红，苔白，脉沉。继续上方 14 剂，服法同上。

四诊（2013 年 6 月 10 日）：药后患者血压波动在 130 ～ 140/90 ～ 95mmHg，头晕，头痛，胸闷，心悸，双下肢浮肿，畏寒均未再出现，二便正常，现仅有脱发、月经未至，舌质淡红，苔白，脉沉。上方加鹿茸粉 10g，酒苁蓉 30g，桃仁 10g。14 剂，服法同上。

五诊（2013 年 6 月 24 日）：药后患者自行停服降压药，血压维持在 140/90mmHg 以下，月经来潮第 2 天，量少，色深。舌质红，苔白，脉细。初诊方加鹿茸粉 5g（冲服），酒苁蓉 30g。14 剂，服法同上。

6个月后随访，症状未再复发，血压维持在正常范围内，月经能按时来，唯独月经量少。

按： 本案患者以头晕、头痛为主诉就诊，属于中医"眩晕""头痛"范畴，根据患者高血压特点，及头晕，头痛，畏寒，汗多，腰酸，胸闷，心悸，双下肢浮肿，饮食少，噩梦连连，小便清长，大便稀溏，舌质淡白，有齿痕，苔白厚，脉沉细略紧的临床表现，辨属肾阳虚型高血压。治以温肾法，方用济生肾气汤加味。方中炮附子、肉桂、炙淫羊藿、巴戟天温肾壮阳；熟地黄，山茱萸滋阴补肾，阴阳相济生化无穷；丹参、牡丹皮、牛膝活血化瘀，行血之滞；炒山药健脾利湿；茯苓、泽泻、车前子淡渗利湿，入水分而消水肿；龙骨、牡蛎镇惊安神，交通心肾。诸药合用，共行温阳化气、活血利水之效。二诊患者服药后症状有改善，但仍有胸闷、双下肢水肿，故将附子加量至10g，并加用防己以温阳利水。三诊患者服药后症状继续好转，故继续服用。四诊患者诸症均有好转，但脱发、月经未至，仍为肾阳虚表现，故在上方基础上加鹿茸粉10g冲服，酒苁蓉30g，桃仁10g。五诊患者月经至，但量少色深，故继续服用。患者服药后，肾气得充，水气得利，神定心安，高血压得愈。

明代医家张景岳在《景岳全书》中云："头眩虽属上虚，然不能无涉于下。盖上虚者，阳中之阳虚也，下虚者，阴中之阳虚也。"在临床实践中赵继福教授认为一部分患者血压升高与肾阳不足密切相关，肾主一身之阳气，温煦五脏，推动气血运行，肾阳虚衰则阴寒内盛，筋脉收引而挛急，气血凝滞，血络不畅，外周阻力增大，可致血压升高。在临床中治疗此类患者还应注意以下方面：

第一，患者常以高血压伴头晕，胸闷，心悸，怕冷，双下肢浮肿，脉沉细微紧为主要临床表现。肾为水之主，肾阳虚气化失常可致水湿内停，水湿中阻，清阳不升，故见头晕、头痛；水湿泛溢下肢，故见双下肢浮肿；肾阳虚衰，寒水内停，故畏寒、胸闷、心悸、小便清长；水流肠间，故大便稀溏。

第二，肾阳虚型高血压患者，出现胸闷、心悸等心系不适症状时，应温补肾阳。一方面，心为君主之官，肾阳鼓舞心阳，则气血运行通利。肾阳亏虚，心阳不振，阴寒内生，寒主收引，客血脉，则血脉挛缩，引起胸闷不适。另一方面，肾阳充足，则水循常道，肾阳亏损，就会导致水液输布和排泄的异常，下焦水停，而致水气上逆凌心，则见心悸气短之症，所以此时应着重补肾，而不治心。

第三，肾阳虚型高血压患者多见于慢病久病，年轻者易恢复，年长者病程相对较长。服用济生肾气汤加味后先有症状减轻，服到一段时间后方可见血压逐渐下降，再服药一定时间后，疗效方可巩固，诸症不再复发，在此也告诫医患双方要善于守方，勿操之过急。

（代娜　整理）

（三）化瘀清散法治疗高血压

患者杨某，男，58岁。2020年12月13日初诊。

主诉：头晕反复发作1月余。

现病史：患者1个月前因情绪激动后出现头晕，始未注意，渐加重，服用降压药物，血压控制不理想，为寻求中西医结合治疗，遂来赵教授门诊就诊。

刻下症：头晕目眩，胃脘胀满，小腹刺痛，固定不移，性格急躁易怒，上肢麻木，眼干涩，大便干。血压185/90mmHg（服药后），舌暗红，苔白微腻，脉弦硬而数。

既往史：高血压病史多年，现应用苯磺酸左氨氯地平片2.5mg，日1次口服；腔隙性脑梗死多年。

西医诊断：高血压。

中医诊断：眩晕（瘀热内阻证）。

治法：活血祛瘀，清热降压。

方药1：化瘀清散汤加减。

丹参15g，红花15g，地龙15g，牡丹皮15g，赤芍15g，柴胡10g，葛根15g，薄荷10g，桑枝15g，菊花15g，豨莶草20g，天麻20g，胆南星10g，半夏10g，当归20g，川芎15g，秦艽10g，大黄10g，枳实15g，石菖蒲15g，桃仁15g。7剂，水煎服，每剂取汁300mL，每天2次，每次150mL。

方药2：气滞伤食方，4剂免煎颗粒，水冲服，每日中午口服1次。嘱患者停服降压药。

二诊（2020年12月20日）：服药后头晕症状明显改善，大便每日1行，胃脘胀满消失，仍小腹痛。舌质暗红，苔白，脉弦硬，沉取有力。血压160/90mmHg（未用降压药），方药1加三棱15g，莪术15g，泽兰15g，川牛膝25g，穿山甲10g。20剂，服法同上。

三诊（2021年1月12日）：服药后无头晕症状，小腹痛消失，大便、睡眠、饮食正常，血压波动在130～140/70～85mmHg。舌质暗红，苔白，脉弦。继服上方14剂，服法同上。

3个月后随访，症状未再复发，血压平稳。

按：本案患者以头晕为主诉就诊，属于中医"眩晕"范畴，根据患者既往高血压病史，以及头晕目眩，胃脘胀满，小腹痛，大便干，舌暗红，苔白微腻，脉弦硬而数的临床表现，辨证为血瘀型高血压。治疗以活血化瘀清散为主，辅以行气消食导滞之品，兼顾脾胃。方选化瘀清散汤加减。方中丹参《本草纲目》载"能破宿血，补新血"，红花《本草汇言》云"破血、行血、和血、调血之药也"，二者合用，活血化瘀疗效显著；地龙、牡丹皮、赤芍活血凉血；薄荷、菊花疏风散热；桑枝、葛根活血通络；柴胡疏导气机。诸药合用，共起化瘀清散之效。因患者同时患有腔隙性脑梗死，为防止脑梗死复发及进展，故加豨莶草20g，天麻20g，胆南星10g，半夏10g，当归20g，川芎15g，桃仁15g，增活血通络化痰之效；大便干结，加大黄10g，枳实15g，以增泄热通腑之力；加石菖蒲15g以助开窍。全方合用，活血通络，清散化痰，起到降压及预防脑梗死之目的。同时患者胃脘不适，因脾胃为后天之本，赵教授历来重视活血的同时护固脾胃，根据脉象，给予行气消食导滞之品，脾胃顺，瘀热去，病情逐渐好转，辅助降压效果更加明显。二诊患者药后症状明显改善，但仍小腹痛，此为血瘀阻滞，不通则痛，故加三棱15g，莪术15g，泽兰15g，川牛膝25g，穿山甲10g，以增强活血祛瘀之功效。三诊患者症状均已改善。

《仁斋直指方论》言:"瘀滞不行,皆能眩晕。"《医宗金鉴》亦提出"瘀血停滞,神迷眩晕,非用破血行血之剂,不能攻逐荡平也。"后世也有"无瘀不为眩"之说,赵继福教授认为血瘀型高血压在临床中居多,此类患者多伴有动脉硬化,非化瘀清热不能缓解。辨证要点主要为脉象,表现为弦硬而数,沉取亦然。常予化瘀清散汤为主方治疗,常可收到较佳效果,同时赵教授认为形成血瘀高血压的成因主要有以下三个方面:第一,与遗传因素有关,此类患者多有高血压家族病史,或父母双方有高血压,或一方有高血压。第二,与情绪因素有关,现代人生活及工作压力增大,情志不遂,情绪急躁易怒,日久肝郁化热,血受热煎熬凝聚,而成热瘀互结,血脉郁滞而导致瘀血,即《医林改错》所述"血受热则煎熬为块"的理论。第三,与饮食习惯有关,饮食不节,多食肥甘辛辣,损伤脾胃以致脾阳不振,脾运失职,水湿内停,聚集成痰,或酿痰生热,亦可阻滞气机,血流不畅,停而成瘀,甚至痰瘀交结;嗜咸物,如咸菜、咸鱼、红腐乳、腌制之品,正如《素问·五脏生成》云:"多食咸,则脉凝泣而变色。"咸走血,血得咸,则凝涩而致瘀。因此,在治疗此类病证时,应多嘱咐患者平素保持心情舒畅,少食咸品及腌制品,饮食宜清淡。

赵继福教授还指出高血压的治疗目的更在于保护心、脑、肾,防止靶器官损伤,改善预后。尤其是预防脑梗死及脑出血的发生。正如《明医杂著》中认识到血瘀是眩晕向中风演变的重要病因。"治风先治血,血行风自灭",即风因瘀生。故治血瘀,使内风不起,可预防中风的发生。故赵教授倡导及早应用活血化瘀方药,防患于未然,并常引用《素问·四气调神大论》中"治未病"的理论,"是故圣人不治已病治未病,不治已乱治未乱,此之谓也。夫病已成而后药之,乱已成而后治之,譬犹渴而穿井,斗而铸锥,不亦晚乎!"

(代娜 整理)

（四）平肝潜阳法治疗高血压

患者黄某，男，45岁。2018年8月7日初诊。

主诉：头晕1周余。

现病史：患者于1周前因工作繁重，压力较大，加之休息不好出现头晕，血压170～180/95～110mmHg，口服降压药无效，且头胀痛症状一直未见缓解，为寻求中医治疗，经朋友介绍来赵教授门诊就诊。

刻下症：头晕，头重脚轻，耳鸣，口干，口苦，腰膝酸软，饮食可，失眠多梦，大便干，小便黄。血压185/100mmHg，舌质红，少苔，脉弦细数。

既往史：高血压病史5年，现应用苯磺酸氨氯地平片5mg，日1次，口服。

西医诊断：高血压。

中医诊断：眩晕（肝阳上亢证）。

治法：平肝潜阳。

方药：清脑降压汤加味。

珍珠母50g（先煎），石决明25g（先煎），制何首乌50g，白菊花15g，钩藤15g（后下），玄参40g，白芍15g，蒺藜15g，地龙15g，茯苓15g，夏枯草15g，牛膝15g。7剂，水煎服，每剂取汁300mL，每天2次，每次150mL。

二诊（2018年8月14日）：药后头晕减轻，头重脚轻感不明显，血压有所下降，在160～170/90～95mmHg波动，仍口苦，耳鸣，失眠多梦，大便干，两日一行，舌质红苔少，脉弦数。在上方的基础上加生石膏50g，柴胡15g，龙胆草10g。7剂，服法同上。

三诊（2018年8月21日）：药后头晕消失，口苦、耳鸣减轻，失眠多梦明显改善，二便正常。血压145/90mmHg，舌质淡红，苔白，脉弦细。上方加杜仲20g，桑寄生25g，龟板20g（先煎）。14剂，服法同上。

2个月后随访，患者症状未再复发，血压正常。

按：本案患者以头晕为主症就诊，属中医"眩晕"范畴，根据患者因工作压力大导致高血压，伴头晕，头重脚轻，耳鸣，口干，口苦，腰膝酸软，饮食可，失眠多梦，小便黄，大便干，舌质红，少苔，脉弦细数的临床表现，辨证属肝阳上亢型高血压病，治以平肝潜阳之法。方选清脑降压汤加味治疗。方中应用珍珠母、石决明、夏枯草、白菊花、钩藤潜镇肝阳，制何首乌、玄参、白芍滋阴养血柔肝，牛膝、蒺藜、地龙活血通络，茯苓利水宁心。诸药合用，平抑肝阳而降压。服药期间热盛明显时加柴胡、龙胆草以清肝，石膏以清胃火，后期巩固时加用杜仲、桑寄生、龟板以滋补肝肾，最终患者血压恢复正常，诸症缓解。

《素问玄机原病式》中言"诸风掉眩，皆属于肝。掉，摇也，眩，昏乱眩运也。风主动故也。所谓风气甚……则为之旋转"。传统中医理论认为肝肾同源，阴阳互资，肾水滋养肝木，肝肾之阴亏损，肾水不能滋养肝木，阴精不潜肝阳，肝木亏虚导致厥阴化风阳而动，赵继福教授在临床上既遵前人平肝潜阳的治法，又有自己的独特体会。

首先，治疗肝阳上亢型高血压病应本着先泻实后补虚的原则。《临证指南医案》中指出："肝为风脏，因精血衰耗，水不涵木，木不滋荣，故肝阳偏亢。"肝阳上亢证的主要病因病机与肝肾的阴阳偏盛偏衰有关，并以阴虚阳亢为主变为上实下虚之候。上实为肝风上扰，气血并行于上；下虚为肾阴虚损，水不涵木，肝失滋养。治疗时应在平肝息风潜阳的基础上佐以清化火热通络药，以达到泻实之目的，改善头晕、头重脚轻等症状，症状改善后需巩固治疗，再加补益肝肾之药，以彻底改善本虚的状态。如此应用，疗效颇著。其次，肝阳上亢型高血压的脉象表现易与血瘀型高血压相混淆。二者脉象浮取、中取时皆有弦数的表现，但肝阳上亢型高血压的脉在沉取时脉体略细，力量略显不足；而血瘀型高血压则沉取脉体依然宽大，搏动有力，临证时应该仔细体会。最后，临床实践中肝阳上亢型高血压多见于中青年，考虑与交感神经系统兴奋有关，中青年人群易受到外界刺激，如情绪波动、工作压力大等，使得交感神经系统易于兴奋，故运用平肝潜阳之法一定程度上可抑制交感神经兴奋，恢复正常血压。

（赵书彬　整理）

（五）清肝泻火法治疗高血压

患者张某，男，50岁。2019年3月4日初诊。

主诉：头晕，头胀1周余。

现病史：患者血压高5年，应用苯磺酸左氨氯地平片2.5mg，日1次，血压均能控制在正常范围内。但1周前与人发生争吵后血压持续升高，口服3种降压药均达不到降压效果，血压波动在180～190/90～100mmHg，遂来赵教授门诊就诊。

刻下症：头晕，头胀，目赤，口苦咽干，急躁易怒，胁肋胀满，失眠多梦，小便黄，大便干结。血压185/95mmHg，心率85次/分，舌质红，苔黄，脉弦数。

既往史：高血压病史5年。

西医诊断：高血压。

中医诊断：眩晕（肝郁化火证）。

治法：疏肝解郁，清泻肝火。

方药：逍遥降压汤。

栀子15g，黄芩15g，菊花15g，柴胡15g，当归20g，白芍20g，茯苓30g，钩藤30g，夏枯草30g，薄荷10g，香附15g，郁金25g，酸枣仁25g，夜交藤30g，莲子心10g，黄连10g，玄参20g，知母20g，葛根20g，牛膝25g。7剂，水煎服，每剂取汁300mL，每天2次，每次150mL。

二诊（2019年3月11日）：药后头胀、口苦咽干、胁肋胀满明显减轻，大便略稀，血压波动在150～160/85～95mmHg，仍头晕，失眠多梦，舌质红，苔略黄，脉弦数。上方加龙胆草10g，芦荟2g。7剂，服法同上。

三诊（2019年3月18日）：药后头晕、头胀症状消失，血压维持在140/90mmHg以下，口苦咽干，胁肋胀满均不明显，饮食及睡眠均正常，大便稀，一日3次，舌质淡红，苔白，脉弦细。上方加炒白术15g。7剂，服法同上。

1个月后随访，患者血压维持在正常范围内，症状未再复发。

按：本案患者头晕、头胀1周余，属中医"眩晕"范畴，因情绪波动，导致肝郁气滞，气郁化火，火热亢盛，出现血压不稳。辨证属肝郁化火证，治以清肝泻火为法，方选逍遥降压汤治疗。方中柴胡、香附、郁金疏肝解郁，使肝气得以条达，栀子、黄芩、夏枯草、钩藤、黄连、菊花清肝泻火，当归、白芍补血柔肝，茯苓健脾益气，薄荷疏散郁遏之气，透达肝经郁热，酸枣仁、夜交藤、莲子心养心安神，玄参、知母养阴凉血，以防苦寒伤阴，葛根、牛膝活血通络。诸药合用，疏肝解郁，清肝泄热。服药后患者肝火亦旺，故加用龙胆草、芦荟以增加清泻肝火之力，经调理诸症皆除，血压稳定。

赵继福教授认为肝郁化火型高血压应属于高血压病的早期阶段，多因情绪变化而诱发，情志不舒是诱发此类型高血压病的重要原因之一，患者情志不舒，抑郁恼怒，肝郁日久化火，扰动清窍，主要表现为头晕、头胀痛、目赤肿痛、耳鸣、口干口苦、急躁易怒等。治疗上从肝论治，准确把握疏肝与泻火两方面。

首先，肝郁化火型高血压需疏肝。《格致余论》谓："司疏泄者，肝也。"肝乃东方青龙木，通于春气，藏血，藏魂，司疏泄，体阴而用阳，其性主升主动，肝之经络上达于颠顶，下络于阴器，旁及于脾胃，与心包同属厥阴，故其疏泄失常，阴阳失衡，则气机逆乱，上冲清窍，发为眩晕。通过疏肝，能够散肝之郁，行血之滞，使肝气条达，从而改善高血压患者的精神状况，同时也避免了肝郁化火。逍遥降压汤中首选柴胡、香附、郁金疏肝，当归、白芍养肝柔肝，薄荷清肝透热。

其次，肝郁化火型高血压还应泻火。"气有余便是火"，肝气滞日久化火，致肝火亢盛，发为头晕、头痛、烦躁、失眠。反之，若肝火上扰亦可影响肝的疏泄功能。故在逍遥降压汤中加用栀子、黄芩、夏枯草、钩藤、黄连、菊花以清肝泻火，即所谓"顺肝之用，火郁发之"之意。

最后，对于肝郁化火型的高血压，调畅气机、疏达情志不容忽视，采用适当的心理治疗，如疏导宣散、移情易性等，可帮助患者消除心理障碍，保持良好心态。在用药方面，可加用夜交藤、酸枣仁、合欢皮、远志等能改善焦虑紧张和失眠症状的药物。

（赵书彬　整理）

（六）清热利湿法治疗高血压

患者张某，男，35岁。初诊2020年10月15日。

主诉：头昏沉1月余。

现病史：患者于1个月前无明显原因出现头昏沉，体检时发现血压高，最高达180/110mmHg，遂自行口服硝苯地平控释片30mg，每日1次，血压波动在140～150/100～110mmHg，血压控制不理想，遂来诊。

刻下症：头昏沉不适，体胖身重，脘腹痞满，大便稀黏，便后有排不净之感，口黏不爽，晨起口苦，渴不多饮，睡眠不实，醒后疲乏感尤甚。血压155/110mmHg，舌红苔黄腻，脉濡。平素饮食不规律，喜食肥甘厚味。

既往史：有高血脂、高尿酸、肠炎病史多年。

西医诊断：高血压。

中医诊断：眩晕（湿热证）。

治法：清利湿热。

方药：整肠散合利湿散加减。

黄芩15g，白芍20g，甘草10g，苍术25g，厚朴15g，猪苓15g，泽泻25g，生薏苡仁25g，黄连10g，木香10g，金银花25g，葛根30g，土茯苓50g。14剂，水煎服，每剂取汁300mL，每天2次，每次150mL。嘱患者戒酒，忌辛辣、甜食。

二诊（2020年10月29日）：药后患者头昏沉改善，血压波动在140～145/90～100mmHg，口黏不爽消失，排便时有成形，但仍总有便意，小便黄，气味重，舌淡红，苔淡黄，脉濡滑。以上方加茵陈30g以增清利湿热之效，20剂，服法同上。

三诊（2020年11月19日）：药后头昏沉感消失，自测血压均在140/90mmHg以下，脘腹痞满、身倦、晨起口苦皆不明显，大便偶有不成形，每日1次。舌质淡红，苔白微腻，上方减茵陈、土茯苓、金银花，加砂仁10g，陈皮10g，以增强理气运化之效。7剂，服法同上，以调理善后。

3个月后随访，患者症状再未复发，血压未再升高。

按：本案患者以头昏沉为主诉，属于中医"眩晕病"范畴。患者因长期饮食不规律，并喜食肥甘厚味之品，致使脾胃运化功能失司，湿热蕴结于胃肠，出现血压高伴头昏沉，脘腹痞满，大便稀黏，便意频，口黏不爽，渴不多饮，睡眠不实，舌红苔黄腻，脉濡等临床表现，辨证属湿热型高血压。治疗的关键在于疏通中焦气机，清肠胃之湿热。故方选整肠散合利湿散。方中苍术、猪苓、泽泻、生薏苡仁健脾利湿，黄芩、黄连清热燥湿，厚朴、木香、白芍柔肝理气，调畅气机，葛根解肌通络，金银花、土茯苓清热解毒，甘草调和诸药。诸药合用，畅气机，祛湿热。二诊患者症状改善，仍总有便意，小便黄，气味重，舌淡红，苔淡黄，脉濡滑，故以上方加茵陈30g以增加清利湿热之力。三诊患者症状改善明显，脘腹痞满、身倦、晨起口苦皆不明显，大便偶有不成形。故以上方减茵陈、土茯苓、金银花，加用砂仁10g，陈皮10g，以增强理气运化之效。最终诸症皆除，血压平稳。

随着时代的发展，现代人压力大，精神紧张，饮食不节，多嗜食肥甘，又缺乏体力劳动，长此以往导致越来越多湿热型高血压的出现，赵继福教授认为此类型高血压多因热、湿、毒聚于体内，无法排除而引发。故以清热利湿为治疗大法贯穿始终，佐以理气解毒，往往收效显著，尤其还应注意以下三个方面：

第一，湿热型的高血压病性属实者居多。该病多数因嗜酒无度，过食肥甘，损伤脾胃，以致健运失司，水湿内停，久则酿而生痰，痰郁化热，壅遏于中焦，脾气不得升，胃气不得降，痰浊上扰而致血压升高。湿热蕴结中焦，纳运失司，临床常见心下痞满，纳食不馨，恶心呕吐；湿热蕴结肠胃可见小便色黄，大便黏腻不爽。因此，此类病属实，当以祛邪为主，不可补虚。

第二，湿热型高血压禁用泻法，宜清热利湿。脾胃居于中州，为气机升降之枢纽，此时使用泻下之药，如大黄，芒硝之品，药性寒凉迅猛，虽能将湿热迅速排除，但会再次损伤脾胃，使病性由实证转为虚证，病情病势加重；而采用清热利湿药，如黄芩、黄连，佐以泽泻、生薏苡仁，清热利湿力量缓和，则不易损伤脾胃。

第三，不良的生活方式和饮食习惯是导致湿热型高血压病的关键诱因，其中包括劳逸失度（如过劳、过逸或不规律的作息等）、情志不遂（如急躁易怒等）、饮食不节（如过饥过饱、嗜食肥甘、喜食甜品等）。若保持健康的生活方式，血压不会再升高；若饮食无度或作息不规律，病情极易出现反复。因此，治疗时一定叮嘱患者，生活方式决定着高血压的转归，医生用药是辅助，两者相合，方能恢复健康。

（赵书彬　整理）

【参考资料】

［1］陈士铎. 本草新编［M］. 北京：中国医药科技出版社，2011.

［2］张介宾. 景岳全书［M］. 上海：科学技术出版社，1969.

［3］李时珍. 本草纲目［M］. 张守康主校. 北京：中国中医药出版社，1998.

［4］倪朱谟. 本草汇言［M］. 郑金生点校. 北京：中医古籍出版社，2005.

［5］杨士瀛. 仁斋直指方论［M］. 福州：福建科学技术出版社，1989.

［6］吴谦，等. 医宗金鉴［M］. 郑金生整理. 北京：人民卫生出版社，2006.

［7］王清任. 医林改错［M］. 上海：上海科学技术出版社，1966.

［8］王冰. 黄帝内经·素问［M］. 北京：人民卫生出版社，1963.

［9］王纶. 明医杂著［M］. 北京：人民卫生出版社，1995.

［10］叶天士. 临证指南医案［M］. 北京：人民卫生出版社，2006.

［11］朱丹溪. 格致余论［M］. 北京：人民卫生出版社，1956.

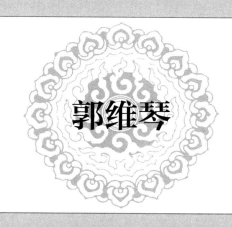

郭维琴

一、医家简介

郭维琴（1940—　），女，北京人，汉族。教授、主任医师、博士研究生导师，全国名中医，首都国医名师，北京中医药大学东直门医院心血管科首席专家，享受国务院政府特殊津贴。原北京中医药大学东直门医院院长，第四、六、七批全国老中医药专家学术经验继承工作指导老师，北京市中医管理局"3+3项目""郭士魁名家研究室""郭维琴名老中医工作室"负责人。

作为课题负责人，郭维琴教授主持国家自然科学基金课题2项，北京中医药大学校级课题3项。作为第一完成人获国家自然科学奖2项，卫生部乙级成果奖3项，北京市科学技术成果奖1项，获北京中医药大学科学技术成果奖二等奖2项、三等奖4项，获中华中医药学会科学技术奖三等奖1项，获"岐黄中医药传承发展奖"1项。发表学术论文50余篇，编写著作9部。培养博士后，博士、硕士研究生20余人。获"首都国医名师""中医榜样人物"荣誉称号，是心系疾病益气活血法研究先行者。

郭维琴教授出生于中医世家，是我国著名中医心血管病专家郭士魁先生之女，1959年以优异成绩考入北京中医学院，遍览中医典籍，在学习中深得著名中医专家秦伯未、任应秋、董建华、刘渡舟等老师的栽培，博采众家之长，融古今为一体，毕业后于东直门医院工作。郭维琴教授勤于临床实践，勇于探索创新，倡中西医结合之妙用，先后于北京协和医院、阜外医院学习，并东渡日本学习心血管病之现代诊疗技术，经验日丰。擅长于冠心病、心绞痛、心肌梗死、高脂血症、动脉粥样硬化、高血压、心力衰竭、心肌病、风湿病、风湿性心脏病等疾病的治疗。

二、学术观点

（一）辨证以虚实为纲

高血压是以体循环动脉压力升高为主要临床表现的心血管综合征，分为原发性高血压和继发性高血压，该病患病率高，治愈率低，是冠心病的重要危险因素之一，控制不佳会导致严重的心、脑、肾等重要器官损害。郭维琴教授根据高血压的常见临床表现，将其归属于"头痛""眩晕"等范畴，多伴颈项板紧感、腰酸腿软、耳鸣、夜尿频，或伴头沉重感、脘腹胀闷、大便溏薄等。同时在临床也有很多无头晕、头痛等相关症状的高血压患者，中医学认为"视其外应，以知其内者，当以诊于外者，斯以知其内，盖有诸内者，必形诸外"。测量血压是西医学的诊断检查方法之一，通过仪器了解人体的内在变化，有其一定的病理机制，即使无临床表现，但根据四诊，必定会找到相关的病机而辨证论治，从而达到调整气血阴阳平衡的目的，使血压亦会相应得到治疗。

头为诸阳之会、清阳之府，五脏六腑之精气皆上注于头，若气血亏虚、阴阳失调、痰浊内阻、瘀血阻滞，致清窍失养，均可发为眩晕。情志过极，忧思恼怒太过，致肝气郁结，若素体阳盛，气郁而化火，肝火上扰头目而发为眩晕；气郁日久而化火伤阴，风阳易动，阴虚火旺，上扰头目而发为眩晕；气为血之帅，气行则血行，气滞则血瘀，清窍瘀阻，失于濡养而发为眩晕。饮食不节，肥甘太过，喜食辛辣烟酒，损伤脾胃，脾失健运，而脾为生痰之源，故聚湿生痰，痰浊中阻，清阳不升，浊阴不降，蒙蔽清窍，发为眩晕。先天不足或老年体衰，肝肾阴素亏，水不涵木，阴不潜阳，肝阳上亢，肝风内动而发为眩晕；或久病伤肾，或劳欲过度，阴精亏耗，肾精亏虚，脑髓不足而发为眩晕；老年体虚或久病失养，损伤脾肾之阳，脾主运化，脾失健运，无力运化水湿，聚湿成痰，痰湿上扰清窍，而发为眩晕；肾阳虚，则不能化气行水，水泛为痰饮，痰湿泛溢，清窍蒙蔽，而发为眩晕。综上，郭维琴教授认为本病的病因虽有多种，但其基本病机不外虚实两端。属于虚者，或血虚肝失濡养，血虚风动；或阴虚不能敛降肝阳，则易肝风内动，或肝肾精血亏虚，则髓海不足致清窍失养；属于实者多属痰浊壅遏，清阳不升，浊阴不降，上蒙清窍；或五志过极化火上扰清窍。此外，本病还可因实致虚或因虚致实，如气郁化火，日久伤阴而致阴虚火旺，或脾肾阳虚致水湿不运而痰湿泛溢。故临床多表现为虚实夹杂，应灵活辨证，加减用药。

（二）系统研究高血压发病规律，提出根据病程分期治疗

郭维琴教授针对高血压发病规律，提出应根据病程分期论治。她认为高血压发病初期尤其年轻患者以实证居多，常因紧张焦虑、生活压力大而发作，导致肝气郁滞，郁而化火，肝火上扰清窍，或肝阳失于潜藏，生风化火，上至颠顶，而致头晕、头痛，可伴烦躁易怒，肢麻项强。病位为肝，病性为热、为实、为火，治疗多用清肝热药物；高血压病久或老年患者，或因肝经实热，易灼伤肝阴，或素体肝肾阴亏，由于"肝肾同源"，肝阴亏损日久，可致肾阴不足，水不涵木，则肝阳上亢，而致阴虚阳亢，出现头晕头痛、耳鸣如蝉，肝肾阴虚则腰酸腿软，乏力，脉弦细，为本虚标实证，此期在清肝热的同时要注重养阴血，护脾胃；在高血压病晚期，尤其合并多种慢性病的老年人，肾阴亏损，进一步耗伤肾精，损及肾阳，而致阴阳两虚，以虚证为主，出现头晕，神倦乏力，四肢不温，便溏水肿，舌淡胖苔滑，脉沉细。年老体虚，久病失养，或嗜食肥甘厚味，烟酒过度者，多伤及脾胃，运化失职，湿浊中阻，痰湿上扰清窍，而头晕、头沉如裹等也会伴发，因此对于老年高血压晚期，郭维琴教授非常重视滋补肝肾药的应用。

（三）活血化瘀药贯穿高血压治疗始终

郭维琴教授先父郭士魁先生提出冠心病的核心病机为气滞血瘀、胸阳不振，将活血化瘀、芳香温通等治法应用于冠心病的预防与治疗中，并针对活血化瘀法开展了大量的临床与基础研究，研发了"冠心Ⅱ号""宽胸丸""宽胸气雾剂"等多种治疗心血管疾病的药物，从西医学的角度证明了活血化瘀的有效性，开创了活血化瘀治疗心血管疾病的先河。郭维琴教授继承其父的学术思想，尤其重视活血化瘀，在高血压的诊治中可以体现。

心主血脉，主行血，肝主藏血，心、肝在气血的运行中关系密切。在高血压发病早期，多因情志因素导致肝气郁滞，气行不畅，气滞血瘀，或饮食

失节，湿热内阻，气机不畅，湿热阻滞经脉，湿瘀互结，气逆血瘀；中期，多热扰伤阴，致阴虚血阻；晚期，多气阴两虚，致气虚血瘀；阴损伤阳，致阳虚血凝，瘀阻脉络。可见，在高血压病发展过程中始终贯穿着血瘀的因素，所以郭维琴教授提出治疗高血压必须重视活血化瘀药的应用，常用川芎、丹参、红花、桃仁、赤芍等药物。

（四）擅用虫类药息风通络

虫类药的应用已有数千年的历史，《伤寒论》《金匮要略》《千金方》《外台秘要》等典籍均有虫类药物的记载。郭维琴教授在长期的临床实践中发现，虫类药物多具有平肝息风、化瘀通络的特征性功效，应用于难治性高血压及高血压合并心脑血管疾病，往往力专效宏，事半功倍。

除此之外，由于肝经热盛、肝阳上亢最易耗伤阴精，所以高血压发病过程中以阴血亏虚最为常见，尤其晚期患者，常出现肢体麻木、筋惕肉瞤、手抖头摇等虚风内动的症状。因此，郭维琴教授认为治疗时需在养阴血的基础上适当加入虫类药，既能活血通络，又能息风止痉。养阴血多用生地黄、白芍，滋阴清热，凉血活血；虫类药多选用蜈蚣、全蝎、僵蚕、蝉蜕、土鳖虫、蕲蛇等息风通络，治疗阴血亏虚型高血压病常起到事半功倍的效果。

（五）高血压治疗始终顾护脾胃

《兰室秘藏》言："恶心呕吐，不食，痰唾稠黏，眼黑头眩，目不能开……即是脾胃气虚，浊痰上逆之眩晕。"强调了痰湿在眩晕发病中的作用。饮食不节，肥甘太过，喜食辛辣烟酒，损伤脾胃，脾失健运，而脾为生痰之源，故聚湿生痰，痰浊中阻，清阳不升，浊阴不降，蒙蔽清窍，发为眩晕。郭维琴教授认为，痰浊中阻证为高血压病常见证型，临床多表现为眩晕，头重如裹，胸闷，脘腹满闷，恶心食少，嗜睡，苔白腻，脉滑等症状。治疗上需健脾化痰，醒脾升清。

此外，高血压初期多为实证，常用清肝热药物，但清热药物多药性苦寒，苦寒伤阳，亦损伤脾胃之气，另外年老患者脾肾亏虚，脾阳不振，运化功能下降，易致药物吸收效果差，同时因高血压为慢性病程，患者长期服用药物，易伤害脾胃，导致脾胃虚弱，气血生化乏源，因此顾护脾胃不容小觑。

临床中，郭维琴教授用药常分为益气健脾药、行气化湿药、消食化积药三类。乏力困倦等脾气虚明显者，常加党参、黄芪之品健脾益气；有腹胀腹泻、肢沉水肿等湿重表现时，亦可加苍术、茯苓、肉豆蔻燥湿止泻，厚朴行气燥湿，藿香、佩兰芳香化湿，砂仁醒脾化湿，薏苡仁健脾利湿；若腹胀、纳差、便秘等食积症状出现，常加入生白术、全瓜蒌、鸡内金、莱菔子等药物行气消积，润肠通便。

（六）高血压治疗应重视安神

近年来，高血压的发病率逐步上升，已经成为重大的公共卫生问题，而高血压伴失眠症患者的发生率已高达41%。根据神经源学说，高血压和失眠常相互影响，长期高血压可致血管重塑，破坏内平衡从而引起失眠，长期失眠也可致中枢神经功能失调，减弱血压调节功能而加速高血压的进展，如此形成恶性循环。

对于高血压伴失眠患者，郭维琴教授认为在辨证的基础上灵活使用安神药是关键，并将安神药分为四大类：①镇静安神药：肝阳亢盛，烦躁易怒所致的失眠，多以珍珠母潜阳安神，龙骨、牡蛎镇静安神。②养心安神药：思虑或劳倦过度，耗伤心血，血不养神所致的失眠多梦，常用酸枣仁养心益肝安神，柏子仁养心血安心神，并治老年肠燥便秘；五味子益气生津，敛心益肾；首乌藤养血安神，通经活络。③疏肝安神药：对于肝郁明显者，用合欢皮以疏肝解郁，宁心安神，来代替磁石等质重之品，恐其折肝木条达舒畅之性。④清心安神药：心肝火旺，热扰心神所致失眠，多伴有烦躁易怒，胆怯易惊，易做噩梦。治疗上多用炒栀子、黄连、莲子心清心除烦，其中莲子心对于心肾不交型失眠尤佳。

三、临床特色

（一）临床辨证经验

郭维琴教授在继承其父郭士魁先生对高血压中医辨证认识的基础上，结合自身的临床经验，将高血压病分为以下 6 型进行辨证论治。

1. 肝火上扰

主症：头晕头疼，面色潮红，耳鸣如潮，烦躁易怒，梦多，口苦口干，尿赤便干。舌红，苔薄白，脉弦数。

治法：平肝潜阳，清泻肝火。

方药：天麻钩藤饮加减。火热重者，以龙胆泻肝汤加减。天麻钩藤饮药物组成：天麻、钩藤、石决明、山栀、黄芩、川牛膝、杜仲、益母草、桑寄生、夜交藤、茯神。龙胆泻肝汤药物组成：龙胆草、黄芩、栀子、泽泻、木通、车前子、当归、生地黄、柴胡、生甘草。

加减：噩梦多者加生龙骨、生牡蛎、远志、柏子仁以镇静安神；胁肋胀痛者加川楝子、赤芍、延胡索以疏肝止痛；大便秘结者加大黄苦寒泻下。

2. 痰湿中阻

主症：头重如裹，眩晕昏沉，嗜睡，胸闷，脘腹满闷，恶心食少。舌苔白腻，脉滑。

治法：健脾和胃，燥湿化痰。

方药：半夏白术天麻汤加减。半夏白术天麻汤药物组成：半夏、天麻、茯苓、橘红、白术、甘草、生姜、大枣。

加减：恶心呕吐者与旋覆代赭汤合方，以和胃降逆；脘腹胀闷，食欲不振者，加白豆蔻、砂仁、炒莱菔子，以芳香化湿，醒脾开胃，理气消胀；头脑昏沉者加川芎，以辛温走窜，交通上下。

3. 瘀血阻络

主症：眩晕头痛，甚则头跳痛，刺痛难忍，口干不欲饮。舌暗淡或有瘀斑，苔薄白，脉弦。

治法：活血化瘀通络。

方药：降压通脉汤加减。降压通脉汤药物组成：丹参、红花、郁金、香附、鸡血藤、瓜蒌、薤白、黄芩、菊花、草决明、珍珠母。

加减：头晕者加钩藤、天麻、茺蔚子以平肝活血；舌暗有瘀斑者加土鳖虫、蜈蚣、全蝎以活血祛风。

4. 精血不足，虚风内动

主症：头晕目眩，记忆力减退，耳鸣如蝉，头摇或手抖，五心烦热，肢体麻木，筋惕肉瞤。舌暗红，苔薄白，脉沉弦或沉细弦。

治法：滋阴潜阳通络。

方药：镇肝熄风汤加减。镇肝熄风汤药物组成：怀牛膝、生赭石、生龙骨、生牡蛎、生龟板、生白芍、玄参、天冬、川楝子、生麦芽、茵陈、甘草。

加减：手抖头摇者加羚羊角粉（代）、石决明以镇肝息风；失眠者加珍珠母、夜交藤、生龙齿以镇静安神；肢麻筋惕肉瞤者加鸡血藤、木瓜、地龙以养血活络；舌淡、五心烦热者加鹿角胶、鳖甲、阿胶、当归滋阴养血，除虚热。

5. 肝肾阴虚，肝阳上亢

主症：头晕头痛，两眼干涩，视物模糊，耳鸣如蝉，腰酸腿软，盗汗。舌质红，苔薄白或少苔，脉沉细弦或沉弦数。

治法：滋补肝肾，平肝潜阳。

方药：杞菊地黄丸加减。杞菊地黄丸药物组成：枸杞子、菊花、熟地黄、山茱萸、干山药、泽泻、茯苓、牡丹皮。

加减：头晕耳鸣者加生龙骨、生牡蛎以平肝潜阳；五心烦热、舌红者加知母、地骨皮以滋阴清热；记忆力减退、腰酸腿软者加龟甲、鹿角胶、杜仲、桑寄生以补肾填髓壮腰膝。

6. 脾肾阳虚

主症：头脑昏沉不清，困倦欲睡，疲乏无力，畏寒肢冷，食后胀满，大便溏薄，进冷食后易腹泻，时有腹痛，夜尿频，排尿不爽，下肢水肿。舌淡体胖有齿痕，苔白腻，脉沉无力。

治法：温补脾肾，化湿利水。

方药：真武汤加减。真武汤药物组成：茯苓、芍药、生姜、白术、炮附子。

加减：精神不振，稍有空闲即睡者，加郁金、石菖蒲、砂仁以化湿开窍醒脾；乏力、腹泻、脘腹胀满者，加党参、炙黄芪、苍术、补骨脂、肉豆蔻、茯苓、厚朴以健脾补肾、燥湿止泻；夜尿频、小便不爽者加补骨脂、菟丝子、山茱萸、桑螵蛸、金樱子、小茴香、荔枝核以补肾缩尿；水肿甚者加干姜、桂枝、车前子、猪苓、泽泻以温阳利水；头眩昏沉不清者加钩藤、葛根、川芎、丹参以活血升阳。

（二）辨病特色

1. 老年高血压

郭维琴教授在临床中发现，老年高血压患者表现为头晕、头痛、头胀、颈项板紧感、腰酸腿软、耳鸣、夜尿频，或伴头沉重感、脘腹胀闷、大便溏薄者多。肝肾阴虚、肝阳上亢为基本病机，心主血脉功能异常，瘀血贯穿疾病始终，脾虚湿阻为常见复合兼证，治疗上以滋补肝肾、平肝清肝为主，临证时喜用山茱萸、枸杞子益肝肾而育阴，菟丝子、补骨脂、巴戟天以平补肾阳、阳中求阴，丹参、红花活血通脉，生龙骨、生牡蛎重镇潜阳安神。兼肝阳偏亢者加天麻、钩藤、菊花，可清泄肝热，平抑肝阳，息风止痉；兼脾虚湿阻者，仿半夏白术天麻汤之意，以天麻与钩藤配伍半夏、白术、茯苓，以奏平肝息风、健脾祛湿、升达清阳之效；患者出现肢体麻木、手抖头摇等肝风内动之象时，或头痛程度重、头痛时间长而不愈时，常在滋养阴血、平潜肝阳的基础上，加入蜈蚣、地龙等虫类药物以息风止痉、活血通络。

2. 中青年高血压

郭维琴教授在分析高血压早发的病因时指出要与时俱进，与当前的社会环境相结合。她认为青年高血压多处于高血压病早期阶段，病程短，多为实证、热证，且年轻人工作压力大，情绪急躁易怒，七情内伤。再者年轻人过食肥甘厚味，过度饮酒或吸烟，损伤脾胃，故其发病机制与肝失疏泄、脾失健运、心神被扰密切相关，其治疗在疏肝潜阳、滋补肝肾的基础上更要顾及到风、痰、瘀、虚之间的相互作用，重在疏肝气、健脾气、化瘀滞、安心神，从而达到平稳、和缓、持久降压的目的。郭维琴教授临证常用郁金、枳壳、片姜黄疏肝理气；栀子、川楝子清泻肝火；党参、黄芪健脾益气；苍术、厚朴健脾燥湿，藿香、佩兰醒脾化湿；丹参、红花、川芎、鸡血藤、鬼箭羽、地龙等活血化瘀通络；夜交藤、远志、合欢皮、炒酸枣仁等补养心神；生龙骨、生牡蛎、灵磁石镇心安神，使神有所属，休息得当，情绪平稳。郭维琴教授认为，对于青年高血压患者，要特别强调健康的生活方式，反复嘱咐患者要戒烟戒酒，少盐饮食，调畅情志，适当运动，为患者之健康计长远。

3. 高血压伴左心室肥厚

左心室肥厚目前尚无统一的中医命名，郭维琴教授认为疾病演变为风眩在前，心胀在后，与左心室肥厚的发生发展颇为相似，故以"风眩并心胀"名之。其病位在血脉，病程日久，心气亏虚，气虚不能行血，心络瘀阻，从而引起心体胀大，气虚进展为阳气虚衰，则运血无力；或气滞血瘀，心脉不畅，血瘀水停，发生心衰之候。总之，左心室肥厚病机为心气亏虚，瘀血阻络。郭维琴教授根据病机以"从心论治，活血镇心"为治则，精简化裁了郭士魁先生的降压通脉汤。方中丹参为君药，凉血活血，宁心安神，佐以郁金、红花活血通脉，合用珍珠母镇心安神。郭维琴教授的传承弟子王亚红教授通过动物实验证实降压通脉汤可以有效降低自发性高血压大鼠（SHR）血压，有一定逆转 SHR 左心室肥厚的作用。

4. 高血压肾病

高血压肾损害是指高血压导致的小动脉性肾脏硬化，以良性肾血管硬化为主。中医并无高血压肾损害的名称，其多散在于"眩晕""水肿""虚劳"等疾病中。由于高血压引起的肾损害多发生在高血压之后数年甚至十余年，病程较长，病变由肝及肾。其初期病位主要在肝，肝阳上亢，肝体失柔；肝气郁结，久而气滞血瘀，阻塞脉络；而肝郁日久化火，乙癸同源，子病及母，则易灼伤肾络，造成肾络损伤；肝火多易伤阴动血，从而造成肾络气血受损，肾络失养。以上多个病理环节相互作用，导致脏腑阴阳失衡，出现肝肾阴虚、肝阳上亢，或气阴两虚，致肾络瘀阻、肾运失司而导致肾体受损。其病机关键在于"肝阳上亢，肾络瘀阻"，郭维琴教授传承弟子秦建国教授从"络病学说"立论，提出了"平肝通络"的治法，以草决明、黄芩、菊花、珍珠母、丹参、红花、鸡血藤、郁金为主的降压通脉方药治疗本病。动物实验结果显示，降压通脉方能显著降低自发性高血压大鼠的血压，降低肾脏损伤大鼠尿中 N– 乙酰 –β–D 葡萄糖苷酶和 24 小时尿蛋白的含量。

（三）用药特色

通过 Herb 平台对郭维琴教授诊治有效的 98 则高血压医案进行了数据挖掘，所得结果如下。

1. 常用中药

98 则医案中共包含 164 味中药，通过计算网络拓扑中心分数（THScore），可得到核心药物 26 种，辅助药物 138 种。核心药物包括丹参、红花、钩藤、夏枯草、白芍、赤芍、川芎、菊花、酸枣仁、炒白术、茯苓、远志、山茱萸、生龙骨、生牡蛎、蜈蚣、郁金、党参、鬼箭羽、鸡血藤、枳壳、合欢皮、当归、首乌藤、五味子、天麻。这些核心药物大概可以分为 7 类。活血化瘀药如丹参、红花、川芎、赤芍、鬼箭羽、鸡血藤、当归；平肝潜阳药如钩藤、夏枯草、菊花、天麻；滋阴柔肝药如白芍、山茱萸、五味子；益气健脾药如党参、炒白术、茯苓；疏肝理气药如郁金、枳壳；安神药如酸枣仁、远志、生龙骨、生牡蛎、合欢皮、首乌藤；虫类药如蜈蚣。这些药物的分类一定程度上体现了郭维琴教授的学术观点。

2. 常用药对

（1）钩藤、天麻

钩藤甘凉，归肝、心包经，能清热平肝、息风止痉。天麻甘平，归肝经，可息风止痉、平抑肝阳、祛风通络，其清热之力不及钩藤强，但为治内风之圣药，无论寒热虚实都可配伍，为治疗多种眩晕头痛之要药。实验研究表明天麻、钩藤均有降血压的作用。郭维琴教授常合用二药来治疗高血压初期所致的头晕、头痛。

（2）夏枯草、菊花

郭维琴教授认为青年高血压多由于长期过度忧思、紧张、焦虑、抑郁，或过度恼怒，使肝失疏泄，或肝气郁结，日久郁而化火；或肝火上逆，气血向上冲逆于脑，而致清窍不利，发为眩晕、头痛，治疗时常加入清泻肝火之品。夏枯草辛苦寒，入肝经，禀金水之气味，所以专入少阳，解风热之毒。菊花辛甘苦，微寒，归肺、肝经，能平抑肝阳，清肝明目。两药合用共奏清肝泻火，清热解毒之效。对于高血压伴头晕、头痛、失眠、梦多的患者，考虑为肝火上扰，魂不潜降，以夏枯草、生龙骨、生牡蛎清肝泄热、敛降安神。

（3）桑寄生、枸杞子

桑寄生苦甘平，归肝、肾经，能祛风湿、补肝肾、强筋骨。枸杞子味苦甘，性微寒无毒，入肝肾二经，能除头痛，明目，补劳伤，坚筋骨，益精髓，壮心气，滋阴益智。郭维琴教授用该药对治疗高血压肝肾阴虚、腰膝酸软、筋骨无力者，疗效较好。

（4）赤芍、白芍、川楝子

郭维琴教授认为高血压病久热必伤阴，致阴虚阳亢。白芍酸入肝，能泻水中之火，治因怒受伤之证；赤者入心、小肠经，行而不留，主破血也，两者合用滋阴养血活血。川楝子苦寒，入足厥阴肝经，清肝泄热，泻火除烦。与赤芍、白芍配伍，加强理肝气、养肝阴之力。郭维琴教授常用此三药养阴柔肝、理气解郁，治疗高血压肝肾阴虚、肝阳上亢之头晕伴头痛、视物模糊、两眼干涩等症。

（5）丹参、红花

《本草纲目》载丹参"能破宿血，补新血。"《妇人明理论》言"一味丹参散，功同四物汤"。《本草汇言》言红花"破血，行血，和血，调血之药也"。可见二者在活血化瘀方面疗效显著。郭维琴教授认为高血压病气滞血瘀，初在经，久在络，常合用二药治疗瘀血阻络之高血压。现代药理研究表明丹参、红花可保护血管内皮细胞。

（6）酸枣仁、合欢皮

郭维琴教授通过大量的临床观察，发现高血压患者常伴有心悸的症状。她认为肝肾阴虚型高血压，阴虚不能滋养心阴，致心失所养而发心悸、怔忡，治宜养心安神，故临床常合用酸枣仁、合欢皮。酸枣仁为养心安神要药，主治肝肾阴虚、心失所养、神不守舍之心悸、怔忡、眩晕、失眠、多梦、健忘等症，合欢皮为宁心安神要药，二者合用治疗高血压合并心悸，效果良好。

（7）龙骨、牡蛎

龙骨甘、涩，平，入心、肝、肾经，生用长于平肝而潜敛浮阳、镇惊安神。牡蛎咸，微寒，入肝、胆、肾经，为质重之介类，生用偏于潜阳补阴、重镇安神。生龙骨与生牡蛎配伍，功兼重镇潜阳安神，常和补益肝肾药同用，对肝阳偏亢兼有心神不安者尤为适合。

（8）郁金、姜黄

郭维琴教授通过临床观察发现，高血压患者常常合并胸痹、心痛的症状，认为病机多为气滞血瘀，常用药对郁金、姜黄配伍理气宽胸。郁金苦寒降泄，《本草备要》言其能"行气，解郁，泄血，破瘀"，可治疗血热瘀滞之证。姜黄辛温行散，可治疗寒凝气滞血瘀之证。郁金与姜黄一苦寒、一辛温，一长理气，一善行血，相互补充，相须为用，以理气活血、止痛化瘀。

四、验案精选

（一）滋肾平肝法治疗高血压

患者王某，男，40岁。2019年5月21日初诊。

主诉：发现血压升高半年余。

现病史：患者半年前发现血压偏高，波动在130～140/80～100mmHg，无头晕头痛，近一个月血压较前升高，最高达 157/116mmHg。

刻下症：时头晕，纳可，眠不实，夜尿 2～3 次，小便可，大便 1～2 次 / 日，排便不畅。舌边尖红，中裂纹，苔腻微黄，脉弦滑。

既往史：高脂血症，高尿酸血症，过敏性鼻炎，高血压家族遗传史。

西医诊断：高血压 3 级，高脂血症，高尿酸血症，过敏性鼻炎。

中医诊断：眩晕（阴虚肝旺，脾虚湿阻证）。

治法：滋肾平肝，健脾理气。

方药：钩藤 15g，天麻 15g，夏枯草 12g，炒山栀 10g，赤芍 15g，白芍 15g，生龙骨 30g，生牡蛎 30g，山萸肉 12g，车前子 20g，丹参 20g，红花 10g，桑螵蛸 12g，补骨脂 12g，炒白术 10g，茯苓 15g，厚朴 10g。14 剂，水煎服，日 1 剂，早晚温服。

二诊：药后头晕减轻，但有昏沉感，梦多，夜尿最多时 3～4 次。食欲好，大便不干，但排便困难。舌边尖红，苔薄腻微黄，舌胖有齿痕，脉细弦，尺不足。血压 146/104mmHg。上方减车前子、丹参、红花，加合欢皮、远志、炒酸枣仁养心安神，太子参益气，半夏、全瓜蒌、炒莱菔子化痰降气。14 剂，水煎服，日 1 剂，早晚温服。

三诊：药后血压不稳，波动在 120～150/80～109mmHg，头顶部发紧，头晕已不显。睡眠做梦减少，食欲好，二便正常。舌边尖红，苔薄腻，舌胖有齿痕，脉细弦。上方减太子参、全瓜蒌、炒莱菔子，加郁金、石菖蒲豁痰开窍，菊花清热，薏苡仁利湿，丹参、红花活血开窍。14 剂，水煎服，日 1 剂，早晚温服。

按：患者有高血压家族病史，高脂血症，临床症状不典型，以头晕，夜尿多为主症，结合舌红苔黄腻，为阴虚肝旺、脾虚湿阻之证。郭维琴教授用药主要包含两部分：其一是运用滋补肝肾，平潜肝阳的药物，并稍佐清肝火之品；其二是合用半夏白术天麻汤，加入健脾化湿理气的药物。二诊时考虑到患者夜尿多，为肾虚，所以用山萸肉、桑螵蛸、补骨脂固摄肾阴，考虑排便困难是由于中焦有湿滞，气机不畅所致，故加用瓜蒌化痰润燥散结，莱菔子消食除胀，从而理气化痰通便。另外兼顾到高血压的患者多伴有睡眠不佳的症状，所以二诊时关注到患者的睡眠问题。患者梦多，考虑是由于肝血不足所致，所以加入炒酸枣仁、合欢皮、远志，养血解郁，宁心安神，调整患者睡眠。三诊时患者舌边尖红，苔薄腻，有湿热之证，故去太子参以防滋腻生痰，加入菊花清热，薏苡仁利湿，同时予石菖蒲、郁金开窍。郭维琴教授认为高血压发展过程中始终贯穿着血瘀的因素，所以在治疗中常适当加入活血化瘀药，如丹参、红花等。

郭维琴教授在临证中常按病程分期治疗。对于青年患者，常由于紧张焦虑、生活压力大，而肝气郁滞，郁而化火，肝火上扰清窍，或嗜食肥甘厚腻，痰湿蕴于中焦脾胃，病性为热、为实、为火，故治疗多用清肝热药物；若发病日久，则灼伤肝阴，由于"肝肾同源"，肝阴亏损日久，可致肾阴不足，或素体肝肾阴亏，水不涵木，肝阳上亢，而致阴虚阳亢，此期在清肝热的同时应注重养阴血，护脾胃。

（侯艾琳　戴雁彦　梁晋普　整理）

（二）活血化瘀通络法治疗高血压

患者高某，男，65岁。

主诉：头晕伴头痛20余年。

现病史：患者20余年前无明显诱因出现头胀痛，面红目赤，烦躁不安，测血压180/100mmHg，规律服用降压0号，每天1片，血压控制在150/80mmHg左右。

刻下症：头晕伴头痛时轻时重，重则头跳痛、刺痛难忍，失眠多梦，时有胸闷胸痛，腰痛，二便正常，舌暗有瘀斑、苔薄白，脉弦细涩。血压180/90mmHg。平素服降压0号，每天1片。

西医诊断：高血压3级。

中医诊断：眩晕（肝阳上亢，瘀血阻络证）。

治法：平肝潜阳，活血化瘀通络。

方药：珍珠母30g（先煎），菊花10g，黄芩15g，决明子15g，红花10g，郁金10g，丹参20g，鸡血藤20g，瓜蒌10g，薤白15g，香附15g，酸枣仁30g，夜交藤 15g, 生龙骨 30g（先煎）, 生牡蛎 30g（先煎）。7 剂, 水煎服, 日 1 剂, 早晚温服。继服降压 0 号, 每天 1 片。

二诊：药后头痛头晕、胸闷胸痛诸症均减轻, 唯感腰痛, 睡眠亦较前踏实, 食欲、二便正常, 苔薄白, 舌暗仍有瘀斑, 脉沉细弦。血压 150/90mmHg。上方将鸡血藤改为 25g, 加赤芍 15g, 怀牛膝 15g, 桑寄生 10g, 再进 7 剂。降压药不做调整。

三诊：药后胸闷、胸痛未发作, 腰痛较前减轻, 仍时有头晕, 睡眠好转, 仍有噩梦, 食欲、二便正常, 苔薄白, 脉沉细弦。血压 140/90mmHg。上方继进 7 剂。

按：该患者高血压初期以头胀痛, 面红目赤, 烦躁为主症, 为肝火上炎之症, 病程 20 余年, 日久热灼阴液, 肝肾亏虚, 瘀血阻络, 出现头刺痛难忍, 伴胸闷痛, 腰酸痛, 故治疗时宜在平肝潜阳的同时加入活血通络之品。方中的生龙骨、生牡蛎平肝潜阳、重镇安神；珍珠母咸寒, 性凉, 清肝镇肝, 常用于肝阳上亢兼肝热或肝火者, 同时可清心火、安心神。二诊患者以腰痛为主症, 肾阴亏虚, 不能濡养筋脉, 故加入赤芍活血滋阴, 怀牛膝、桑寄生补益肝肾, 服药后腰痛减轻, 故三诊效不更方。

瘀血阻络是高血压比较常见的证型, 即所谓"久病入络", 在高血压发病早期, 多由于情志因素导致肝气郁滞, 气行不畅, 气滞血瘀；中期, 多热扰伤阴, 致阴虚血阻；晚期, 多气阴两虚, 致气虚血瘀；阴损伤阳, 致阳虚血凝, 瘀阻脉络。可见, 在高血压病发展过程中始终贯穿着血瘀的因素, 所以郭维琴教授提出治疗高血压必须重视活血化瘀药的应用, 常用药包括红花、丹参、鸡血藤、郁金等。

（侯艾琳　戴雁彦　梁晋普　整理）

（三）温补脾肾法治疗高血压

患者张某, 男, 79 岁。

主诉：眩晕 10 余年。

现病史：眩晕 10 余年, 时轻时重。坚持服降压药, 血压控制在

130～160/90～100mmHg。

刻下症：乏力，腰酸腿软，畏寒肢冷，精神不振，经常打瞌睡，小便无力，排不净，经常尿失禁，大便正常，舌胖有齿痕，苔薄白腻，脉沉迟无力。血压150/100mmHg，下肢水肿。

西医诊断：高血压2级。

中医诊断：眩晕（脾肾阳虚，清窍失养证）。

治法：温补脾肾。

方药：党参15g，生黄芪20g，白术10g，附子10g，干姜10g，茯苓15g，车前子15g（包煎），补骨脂10g，川芎10g，当归12g，赤芍、白芍各15g，泽兰15g，郁金10g，石菖蒲10g，潼蒺藜10g。7剂，水煎服，日1剂，早晚温服。

二诊：眩晕、乏力、困倦感减轻，仍畏寒肢冷，腰酸腿软，小便较前有好转，苔薄白腻，舌胖有齿痕，脉沉迟无力。血压130/90mmHg。原方继进7剂。

三诊：眩晕、乏力、精神好转，手足转温，尿量增加，食欲增加，仍腰酸腿软，舌胖有齿痕、苔薄白，脉沉迟。血压130/80mmHg。上方去潼蒺藜，加小茴香10g，荔枝核10g，桑寄生15g，怀牛膝10g。继进7剂。

按：该患者年老体虚，乏力，腰酸腿软，畏寒肢冷，精神不振，下肢水肿，舌胖有齿痕，苔薄白腻，脉沉迟无力，为脾肾阳虚、水湿不化、气血乏源、清窍失养所致，在高血压辨证中较为少见，治疗当脾肾双补，温阳化饮，健脾养血，方用真武汤加减。附子为君药，大辛大热，通行十二经络，温肾助阳，化气行水，兼暖脾土，温阳制水。茯苓健脾淡渗，干姜辛温而散，党参、黄芪健脾益气，白术、芍药健脾燥湿，车前子利水渗湿。患者嗜睡，用郁金、石菖蒲以开窍醒脾。二诊主症好转，效不更方。三诊患者尿量增加，腰酸腿软，肾虚气不摄纳，加用桑寄生、怀牛膝补益肾气，荔枝核、小茴香补肾缩尿。

对高血压患者，医家使用温阳药多有顾虑，但只要辨证准确，用之无妨。另外，若患者阳气虚极，而致虚阳上越，可运用引火归原法，加少许肉桂即可。

（侯艾琳　戴雁彦　梁晋普　整理）

（四）清肝泻火法治疗高血压

患者李某，女，61 岁。2021 年 6 月 23 日初诊。

主诉：高血压 5 年。

现病史：发现高血压 5 年，未规律服用降压药，血压最高 160/90mmHg，昨日右眼有出血，血压 160/90mmHg。

刻下症：头晕、头痛，前额连及眉棱骨痛，头胀，时有心悸，睡眠好，食欲好，大便黏腻，1 ~ 2 次 / 日，苔薄腻，舌胖有齿痕，脉沉细，尺不足。血压 167/95mmHg，心率 101 次 / 分，心电图：窦性心律，S–T 段 V_5、V_6 轻度下移。

既往史：甲亢，高脂血症。

西医诊断：高血压，高脂血症，眼结膜出血。

中医诊断：头痛（肝火上炎证）。

治法：清肝降火。

方药：钩藤 15g，菊花 10g，夏枯草 12g，蔓荆子 10g，炒山栀 10g，蚕沙 10g（包煎），牡丹皮 10g，赤芍 15g，茜草 10g，黄柏 10g，苍术 10g，五味子 10g，生龙骨 30g（先煎），生牡蛎 30g（先煎），远志 6g，炒酸枣仁 15g。14 剂，水煎服，早晚各 1 次。厄贝沙坦氢氯噻嗪片，每天 1 片。

二诊：药后头痛减轻，头胀亦减，左侧眼结膜出血减轻，只有红色血络，梦多早醒，食欲好，口苦，大便溏薄，每天 2 ~ 3 次，但自觉无排净感，苔薄白，脉沉细。血压 150/91mmHg，心率 79 次 / 分。上方加蜈蚣 2 条，川芎 10g，旱莲草 10g，继服 14 剂。

三诊：药后头痛发作次数减少，晨起头昏沉，仍梦多，睡不实，食欲好，大便溏薄，2 ~ 3 次 / 日，口苦，左眼仍有红色血络，苔薄白，舌暗胖有齿痕，脉沉细无力，带下量多，清稀有酸味。血压 151/81mmHg，心率 75 次 /

分，律齐。上方加炒白术 10g，苍术 15g，车前子 20g，珍珠粉 0.6g 分冲，续服 14 剂。

四诊：药后头痛未发作，晨起头脑昏沉，进餐后即缓解，已能深度睡眠，梦减少，背凉，食欲好，大便溏薄，3 次／日，双眼仍有红色血丝，晨起双手握拳发紧，苔薄白，舌胖有齿痕，脉沉细。血压 142/83mmHg，心率 122 次／分。原方续服 30 剂。

按： 本案患者以头晕、头痛，前额连及眉棱骨痛，头胀为主要临床表现，肝火上炎征象突出，郭维琴教授以钩藤 15g，菊花 10g，夏枯草 12g，蔓荆子 10g，炒山栀 10g，清肝泻火，平肝潜阳，同时她认为血瘀贯穿高血压病发展始终，所以在治疗时常加入活血化瘀药，如牡丹皮凉血活血、赤芍滋阴活血。同时血压与睡眠关系密切，郭维琴教授常用生龙骨、生牡蛎镇静安神，合欢皮解郁安神，酸枣仁养心安神。二诊患者症状明显改善，加入川芎加强活血之功，蜈蚣息风通络加强降压之力。三诊患者症状明显改善，但仍存在大便溏薄，脾胃虚弱，考虑到长期服用药物对脾胃损害较大，所以三诊加入炒白术、苍术、车前子健脾和胃燥湿。效不更方，四诊续服上方。

该患者出现了眼结膜出血，为高血压日久伤及眼部血管所致，是高血压并发症的一种，火热迫血妄行而致出血，郭维琴教授以黄柏清热泻火，赤芍、牡丹皮凉血活血，茜草止血，蚕沙明目护络，效果甚佳。

（侯艾琳　戴雁彦　梁晋普　整理）

（五）健脾化痰法治疗高血压

患者王某，男，37 岁。2021 年 7 月 6 日初诊。

主诉：高血压 10 余年。

现病史：发现高血压 10 余年，未规律服用降压药，近一年左右服用缬沙坦及硝苯地平控释片，血压波动于 140～160/90～100mmHg。心率 80 次／分，心电图：窦性心律，T 波 II、III、aVF、V_4–V_6 低平。

刻下症：无明显自觉症状，食欲好，睡眠欠佳，二便正常。苔腻微黄，舌胖有齿痕，脉弦细，尺不足。

既往史：甲状腺结节。

西医诊断：高血压。

中医诊断：眩晕（脾肾亏虚，风痰上扰证）。

治法：健脾化痰，滋阴活血。

方药：钩藤 15g，天麻 15g，炒白术 12g，半夏 10g，炒薏苡仁 15g，夏枯草 12g，丹参 20g，鸡血藤 30g，赤芍、白芍各 15g，山萸肉 12g，合欢皮 20g，远志 6g，炒酸枣仁 15g，五味子 10g。14 剂，水煎服，早晚各 1 次。厄贝沙坦氢氯噻嗪片每日 1 片，硝苯地平控释片每日 30mg。

二诊：药后血压维持在 130 ～ 140/90mmHg，仍无明显不适感，食欲好，睡眠好，二便正常。苔薄腻微黄，脉弦细。辅助检查：超声心动图示左心室肥厚。上方减半夏、炒薏苡仁、夏枯草、鸡血藤、赤芍、白芍、山萸肉，加茯苓 15g，太子参 15g，红花 10g，厚朴 10g。14 剂，水煎服，早晚各 1 次，西药同前续服。

三诊：药后血压维持在 120 ～ 130/90mmHg，仍无明显不适感，手指尖凉，食欲好，睡眠后半夜畏寒，二便正常。舌胖有齿痕，苔薄黄，脉弦细。血压 116/84mmHg，心率 87 次/分。上方加半夏 10g，桂枝 10g，山萸肉 12g，枸杞子 10g，泽兰 15g，车前子 20g。14 剂，水煎服，早晚各 1 次，西药同前继服。

按：该病案为青年患者，无明显不适症状，平素工作压力大，嗜食肥甘厚味，苔腻微黄，舌胖有齿痕，脉弦细尺不足，辨证为脾肾亏虚，风痰上扰，以半夏白术天麻汤为主方健脾化痰，同时加用赤芍、白芍、鸡血藤、丹参滋阴活血。郭维琴教授辨治高血压尤其重视安神药的使用，眠安则血降压。本案加用合欢皮解郁安神，远志、炒酸枣仁养心安神，五味子滋阴安神，从多个角度安神降压。二诊在上方基础上加用太子参益气养阴，茯苓、厚朴健脾理气，红花活血化瘀。三诊结合患者指凉，夜半畏寒，考虑脾肾亏虚较明显，予桂枝温阳通络，枸杞子、山萸肉滋补肝肾，同时加用泽兰活血利水。

郭维琴教授认为，随着时代的发展，中青年高血压在发病原因、血压变化特点及治疗原则等方面都具有特殊性，她根据临床经验将中青年高血压分为3个阶段：患者早期因情志、饮食因素而致肝火上炎，气滞痰浊；后期因过劳伤精，热邪伤阴，致肝肾阴虚，精亏神伤，气血瘀痹；晚期因气阴两虚，阴损及阳，气不率血，致脾肾阳虚，气虚血瘀。临床治疗宜按病程分期论治。

（侯艾琳　戴雁彦　梁晋普　整理）

（六）活血通络法治疗高血压中风

患者郁某，男，43岁。2020年12月9日初诊。

主诉：眩晕7～8年，加重2～3年。

现病史：患者体检时发现高血压，近2～3年血压最高达244/111mmHg，但未引起重视，未做任何检查及治疗，今年4月体检发现脑梗死（陈旧性），回忆起三年前曾出现口角麻，今年4月16日出现左侧肢体麻木伴无力。

刻下症：头晕，四肢活动如常，无麻木感，左侧鼻唇沟浅，口角向左侧偏，食欲好，大便每天2次，便溏。苔白腻，舌胖，脉沉细滑。血压168/109mmHg，心率62次/分，律齐，在家自测血压120～140/65～80mmHg。心电图：窦性心律，T波V_5-V_6低平。

既往史：高脂血症，高尿酸血症，痛风，慢性乙型肝炎。

西医诊断：高血压，脑梗死，高尿酸血症，痛风，高脂血症，睡眠呼吸暂停综合征，反流性食管炎。

中医诊断：眩晕（中风中经络证）。

治法：平肝潜阳，活血通络。

方药：钩藤15g，菊花10g，夏枯草12g，赤芍、白芍各15g，丹参20g，红花10g，鸡血藤30g，木瓜10g，地龙10g，伸筋草12g，蜈蚣3g，川芎10g，山萸肉12g，女贞子12g，炒白术12g，茯苓15g。14剂，水煎服，早晚各1次。

二诊：药后感浑身轻快，头晕未发作，食欲好，二便正常，苔腻微黄，脉沉迟，血压自测120/70mmHg。上方减夏枯草、丹参、红花、山萸肉、女贞子，加砂仁 6g，石菖蒲 10g。14 剂，水煎服，早晚各 1 次。

三诊：药后已不感乏力，头晕未发作，睡眠早醒，不易复睡，能睡 5 小时左右，食欲好，二便正常，苔薄腻微黄，脉沉弦尺不足，血压 128/70mmHg，心率 70 次 / 分。上方加合欢皮 20g，远志 6g，炒酸枣仁 15g，三七粉 3g。14 剂，水煎服，早晚各 1 次。

四诊：药后头晕未发作，睡眠已基本正常，能睡 8 小时左右，记忆力下降，食欲好，二便正常，苔腻微黄，脉沉细弦。血压 120/70mmHg，心率 70 次 / 分。上方加益智仁 10g，当归 15g，葛根 15g，党参 15g。14 剂，水煎服，早晚各 1 次。

按：该患者为青年，已经出现了高血压并发症——陈旧性脑梗死，存在口角麻、口角㖞斜、肢体麻木无力等症状，其病变已进展至血络，治法以平肝潜阳、活血通络为主，郭维琴教授选用经典的降压通脉汤加减。本方为郭士魁先生所创，以从心论治、活血化瘀为法，以凉血活血、宁心安神、入心经的丹参为君药，活血化瘀，以通为补，以补心虚，佐以其他活血、行气、通脉之药；红花辛温，归心、肝经，为活血祛瘀止痛之要药；并佐以钩藤、菊花、夏枯草平肝潜阳，清泄肝热；加用地龙息风通络；赤芍、白芍、山茱萸滋补肝肾；茯苓、炒白术健脾和胃。二诊加入石菖蒲开窍醒神，砂仁理气和胃。三诊加入合欢皮、远志、炒酸枣仁养心安神。四诊在上方基础上加入党参益气，葛根解痉，当归养血活血，益智仁安神益智。

中风为高血压常见的并发症之一，郭维琴教授常用降压通脉汤治疗，以活血化瘀通络为主，对于存在肢体麻木、筋惕肉瞤、手抖头摇等虚风内动表现者，常适当加入虫类药活血息风，如蜈蚣、地龙、全蝎、僵蚕、蝉蜕、土鳖虫等。

（侯艾琳　戴雁彦　梁晋普　整理）

【参考资料】

［1］郭维琴.郭维琴益气活血法治疗心系疾病［M］.北京：中国中医药出版社，2020.

［2］李倩倩，樊晓丹，赵一霖，等.郭维琴教授治疗老年高血压病的临床经验［J］.现代中医临床，2020，27（4）：39-42.

［3］王倩，王硕仁，王亚红，等.郭维琴对中青年高血压的认识及治疗经验［J］.辽宁中医杂志，2014，41（11）：2293-2295.

［4］樊晓丹，李倩倩，赵一霖，等.郭维琴教授"肝脾同调，心神并养"法论治青年高血压病［J］.环球中医药，2021，14（4）：665-667.

［5］王亚红，郭维琴，崔巍，等.逆转高血压左室肥厚的中医药研究述评［J］.中国中医基础医学杂志，2007（11）：875-877.

［6］王亚红，肖文君，罗斯琼，等.降压通脉方对自发性高血压大鼠血压及左心室肥厚的影响及对信号转导通路蛋白表达的影响［C］.第十次中国中西医结合学会心血管病学术大会暨第五次江西省中西医结合学会心血管病学术大会论文汇编，2010：160-161.

［7］陈可冀.岳美中老中医治疗老年病的经验［M］.北京：科学技术文献出版社，1978.

［8］赵献可.医贯［M］.北京：学苑出版社，1996.

［9］秦建国，王亚红，曹征，等.降压通脉方对高血压病肾损害大鼠尿微量白蛋白、NAG 酶的调节作用［C］.中华中医药学会第二十一届全国中医肾病学术会议论文汇编（下），2008：353-354.

［10］秦建国.郭维琴辨治高血压病经验［N］.中国中医药报，2016-11-24（004）.

［11］彭志允，陈利国，范志勇，等.丹参酮 Ⅱ A 对血管内皮细胞损伤后 vWF 和 TM mRNA 表达的影响［J］.中华中医药杂志，2014，29（3）：708-710.

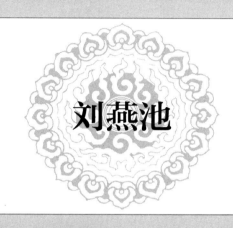

刘燕池

一、医家简介

刘燕池（1937—2003），男，北京中医药大学教授、主任医师、博士研究生导师、临床博士后合作导师、基础医学院顾问、研究生院督导。曾任北京中医药大学基础医学院院长、北京中医药大学基础理论研究所所长、教育部考试中心硕士研究生入学考试中医综合命题组组长、国家中医药管理局中医师资格认证中心命审题委员。第三、第四批全国老中医药专家学术经验继承工作指导老师，"北京中医药薪火传承'3+3'工程刘燕池名医传承工作站""国家中医药管理局刘燕池名医传承工作室"主持人。

刘燕池教授出生于中医世家，北京中医学院中医系首届毕业生，师承清太医院御医韩一斋传人、北京名医刘奉五。以主编、副主编或协编身份参与《中医基础理论》教材、《中国医学百科全书·中医基础理论》《中国大百科全书·中医学》《中国大辞典·医学卷》等图书的编写工作。从事中医临床、教学、科研工作近六十年，培养众多优秀硕士、博士研究生，1992年起享受国务院政府特殊津贴。曾先后出访美国、澳大利亚、苏联、日本、瑞士等国的多所中医针灸院校，多次出席在香港、台湾等地举办的国际学术会议，进行教学和专题演讲，推广中医学术。

二、学术观点——基于"天人相应"运用升降理论指导高血压诊治

中医升降学说是中医基础理论的重要组成部分，是中医认识人体生理病理，并指导临床实践的重要组成部分。刘燕池教授在升降理论方面造诣极深，在临床治疗方面经验丰富，重视以"天人相应"为基础研究升降理论对高血压疾病的临床指导意义。

气机升降学说以"天人相应"理论和精气学说、阴阳五行学说为指导，以藏象、经络、气血、津液理论为核心，从运动的角度出发，不仅阐明机体

的稳态机制，而且动态地阐述人体的结构与功能、物质与能量之间的相互关系和变化，用以说明人体生理活动和病理变化的基本形式。因而能如实地反映机体物质代谢和能量代谢的不同趋势，能够高度概括人体生命活动的形式和过程，科学地论述疾病及证候的病理机转，并指导中医学的临床实践和遣方用药，以获取较好的疗效。故《医学求是》说："明乎脏腑阴阳升降之理，凡病皆得其要领。"而且，调理脏腑气机升降不仅对一般疾病有事半功倍之效，对不少疑难沉疴，有时亦能取意外之良效。故气机升降学说作为中医学理论体系的充实和发展，实有进一步完善和深入研究之必要。

（一）中医学的"天人相应"思想

刘燕池教授指出，人生于天地之间，生命活动与天地变化密切相关。人要去研究天地，不是站在天的角度，也不是站在地的角度，而是站在人的本位角度。天人相互映照，人是天地的中心，宇宙的中心，万物的中心，这是本位。立于此本位进行研究，是我们中医理论的特色，以此为基础许多问题便可迎刃而解。

1. 天地四时与人体气血的联系

《素问·宝命全形论》曰："人以天地之气生，四时之法成……人能应四时者，天地为之父母。"由此可见，人为万物之灵，其生存虽不能脱离天地之气，但在其生命活动过程中若能掌握自然环境变化的某些规律，则自然界的一切就能为人类所用，成为生命活动的源泉，人也就能成为适应和改造自然的主人。人体气血的运行，在不同季节气候影响下，也有不同的适应性反应，如春夏脉较为浮大，血压相对较低，秋冬脉则较为沉小，血压相对升高。因此《素问·生气通天论》言："苍天之气清净，则志意治，顺之则阳气固，虽有贼邪，弗能害也，此因时之序。""故阴阳四时者，万物之终始也，死生之本也，逆之则灾害生，从之则苛疾不起，是谓得道。"得道就是指掌握四时阴阳变化的规律，顺应四时血压的变化而进行调治，便能避免灾害苛疾，也就是人在自然界中取得了主动权。

2. 昼夜节律对人体气血的影响

不仅天地四时节律变化对人体气血运行有影响，仅仅是一日昼夜晨昏的变化，也会对人体产生相应的影响。《素问·生气通天论》曰："故阳气者，一日而主外，平旦人气生，日中而阳气隆，日西而阳气已虚，气门乃闭。"人体阳气，在白天运行于外，推动和维持着人体的机能活动，早晨阳气初生，中午阳气最盛，故白天人们多从事劳动，气血的运行比较旺盛，血压水平较高，波动幅度较大；而夜晚则阳气内敛，便于人体休息，故气血运行比较沉静，血压水平降低，波动幅度亦小。正如《灵枢·顺气一日分为四时》言："以一日分为四时，朝则为春，日中为夏，日入为秋，夜半为冬。朝则人气始生，病气衰，故旦慧；日中人气长，长则胜邪，故安；夕则人气始衰，邪气始生，故加；夜半人气入脏，邪气独居于身，故甚也。"说明人体的正气随晨昏昼夜而有盛衰之不同，反映在病情发展上，可出现或减轻或加重的不同变化。刘燕池教授在临床实践中发现，高血压的患者常于清晨发病，而在夜半有所缓解，因而常顺应机体正气昼夜波动节律，嘱患者睡前服药，可有效控制清晨高血压。可见时间节律对人体的影响是无时无刻不在的。

3. 地理方位与人体气血关系

此外，由于地理环境和生活习惯的不同，人体生理亦有所不同。我国西北地势较高，气候偏于燥寒；东南地势较低，气候偏于湿热，因而饮食习惯各有不同，这些因素都直接影响人体生理机能，因而刘燕池教授认为高血压患者须结合其地域、体质特点进行综合论治。《素问·异法方宜论》曰："东方之域，天地之所始生也，鱼盐之地，海滨傍水，其民食鱼而嗜咸……中央者，其地平以湿，天地所以生万物也众，其民食杂而不劳。"东南地区气温高、湿度大，该地域的患者常因水湿内袭，痰浊壅盛而表现为血压升高；而西北地区气温低、气候干燥，加之该地区患者嗜食咸味，常因肝火旺盛，阴虚阳亢而表现为血压升高。这些认识无不体现了中医学的"天人相应"思想，对指导防病养生及诊治等相关实践具有重要意义。

（二）气机升降学说的内涵、外延及应用

刘燕池教授认为中医最基本的素质是要掌握取类比象的能力，所谓"人法地，地法天，天法道，道法自然"。中医是以人为本来观察天地的，天为

阳，地为阴，人在其中，此为三才，没有人的参与，也就不会有真正意义上的阴阳，而升降理论是阴阳矛盾运动的基本表现形式。正如《医原》说："天地之道，阴阳而已矣；阴阳之理，升降而已矣。"《易经》中"托物以明义，用小以喻大"的取类比象思维是中医学取类比象思维的源头活水。乾坤之所以能化生万物，在于二者处于一种不停息的升降变化之中。乾为天，本位在上，故以下降为基本的运动方向；坤为地，本位在下，故以上升为基本的运动方向。受《易经》影响，《内经》亦将人类的生命活动置于天地之间来看待，认为所有的生命均是源自天地之气的相合。恰如《素问·六微旨大论》云："升已而降，降者谓天。降已而升，升者谓地，天气下降，气流于地，地气上升，气腾于天，故高下相召，升降相因，而变作矣。"

1. 气机升降学说的内涵

气机，指气化运动的机理。而升、降、出、入则是气化运动的基本形式。升降，指气之上升与下降。既是物质运动的具体体现，又是阴阳矛盾运动对立统一的基本形式。故大到天地阴阳之气的"交感相错"运动，小到人体脏腑经络阴阳之气的上下环流、相互作用和相互影响，以及脏腑生理特性和功能活动的变化，莫不以升降出入而概括之。故中医学理论体系，即是以气机升降出入来说明脏腑之运动特性、气化活动的趋势，以及整个人体生命活动的过程。

气机升降学说，是研究和阐释机体精气阴阳的升降运动及其在生命活动中的地位和作用、升降运动的形式及其与脏腑生理活动的关系、气机升降运动失序的病理变化、调控气机升降的原则和方法，以及分析药物性味之升降浮沉和遣方用药规律的一种理论学说。

气机升降之说，有狭义、广义之分。从狭义角度来说，主要是指气机升降之枢的脾升胃降。如《临证指南医案》说："脾宜升则健，胃宜降则和。"从广义角度来说，气机升降学说则可概括以藏象经络为核心的生命活动的趋势和过程。如《医碥》即明确指出"五脏升降相同"。《临证指南医案》亦说："藏属肾，泄属肝，此肝肾之分也。肝主升，肺主降，此肝肺之分也。心主动，肾主静，此心肾之分也。而静藏不至于枯寂，动泄不至于耗散，升而不至于浮越，降而不至于沉陷，则属之脾，中和之德之所主也。"因此，五脏之气升降协调，方能维持机体内的动态平衡和正常的生理状态。

气机的升降作为对立统一的两个方面，其特点有五。

（1）对立性：对立性是指气机的升降是对立的。升，是升其清阳；降是降其浊阴。从宇宙自然界来说，则如《素问·六微旨大论》所说："气之升降，天地之更用也。"以藏象经络而言，则太阳经气，输布上升；少阴经气，则降而下行。脾气能升清，胃气则能降浊。

（2）依赖性：依赖性是指气机的升降是相互依赖、相互统一的。升与降各以对方的存在为前提。故《素问·六微旨大论》说："高下相召，升降相因，而变作矣。"王冰注曰："天有阴故能下降，地有阳故能上腾，是以各有阴阳也。阴阳交泰，故变化由之成也。"即是指阴阳升降双方是相互依赖而存在的。

（3）转化性：转化性是指升降运动在一定的条件下可以相互转化。《素问·阴阳应象大论》即以云、雨的相互变化，科学地阐明了升降相互转化的过程和机制。如"清阳为天，浊阴为地，地气上为云，天气下为雨，雨出地气，云出天气"。

（4）制约性：制约性是说升降相互制约调控，以维持其协调平衡而有序。阳气下降，必赖阴之上承制约，方能降而不陷；阴气上升，必因阳之潜藏制约，方能升而不滥。一升一降，相互调控，方能阴阳协调平衡。

（5）关联性：关联性是说升降运动的内涵非常丰富且又是相互联系的。升降运动可表现有不同的层次和形式，如天地清阳浊阴之升降，人体的纳食、排泄和化谷等，均以清升浊降而概括之。且升降之中复有升降，如五脏藏精不泻而主升，六腑传化物不藏而主降。而五脏之中，心肺位于上焦而主下降，肝肾居下焦而司上升，等等，即说明升降是一种多层次的运动。从相互关系看，则升降趋势常随其所在环境而变化。如以肺而言，其本脏有升有降，宣发肃降共同作用，促进了津液的代谢。而就肺肝而言，则是肝升肺降，故肺气的主要生理功能是降。正是这种多层次的升降运动，维持了气血的协调运行，才构成了人体生命活动的整体、协调、恒动与平衡。

综上所述，气机升降理论实际上反映了阴阳五行学说的实质，因此亦可以说，升降理论是阴阳矛盾运动理论的延伸与升华，故《医原》说："以气化言，则阴上升，阳下降，而流行之用宏……若是阴阳互根，本是一气，特因升降而为二耳！""天地之道，阴阳而已矣；阴阳之理，升降而已矣。"

应当指出，升降与出入是相辅相成的，共同完成机体营养物质的受纳、消化、转输、吸收、排泄及吸清和呼浊，维持着人体与外环境的物质交换和体内的物质代谢。正如《读医随笔》所说："不止言升降，而必言出入，升降直而出入横，气不能有升降而无出入，出入废则升降亦必息矣。"所以在一定程度上，可以把"出入"看作是升清降浊运动的一种表现形式。出入的内外交换，则是内在气机升降运动的生理体现。而出入失常，则亦是内在升降运动失常的病理表现。

2. 升降运动是生命活动的基本形式

（1）气化活动是人体生命的基本特征：恩格斯在《反杜林论》中指出"生命是蛋白体存在的方式，这种存在方式本质上就在于这些蛋白体的化学组成部分的不断自我更新""这种蛋白体在每瞬间既是它本身，同时又是别的东西""生命，即通过摄食和排泄来实现的新陈代谢，是一种自我完成过程"。所以说新陈代谢是生命的基本特征。

精气是维持生命活动的物质基础。这种具有生命活力的精气，经常处于不断自我更新和自我复制的新陈代谢运动过程中。精气的这种代谢变化及其伴随发生的能量转化过程，中医学称之为"气化"。如《素问·阴阳应象大论》的"味归形，形归气；气归精，精归化；精食气，形食味；化生精，气生形……精化为气"就是对气化过程的科学概括。气化为形，形化为气，形气转化的气化活动，包括了精、气、血、津液等物质的生成、转化、利用和排泄过程。而"天食人以五气，地食人以五味"（《素问·六节藏象论》），则是说人体必须不断地从周围环境中摄取生命活动所必需的物质，否则生命活动就无法维持。"平人不欲食七日而死者，水谷精气津液皆尽故也"（《灵枢·平人绝谷》）。故人以水谷为本，得谷则昌，绝谷则亡。脏腑经络、周身组织，无不从不同的角度、不同的范围与深度，参与这一气化活动，并从中获取生命活动所需要的营养物质和动力，排出无用或有害的代谢产物。因此，人体的气化运动是永恒的，没有气化就没有生命。由此可见，中医学的气化活动与西医学的新陈代谢活动的内涵是相同的，故新陈代谢的气化活动就是生命的最基本特征，而升降运动则正是机体气化活动的体现和必然过程。故《景景室医稿杂存》说："混沌初开，气分阴阳，天气轻清，地气重凝。人物亦感气而出，三才并立，人类伊始，气化之也。"而《素问·气交变大论》则说："用之升降，不能相无也。"《素问·六微旨大论》亦说："死生之机，升降而已。"高度概括了生命活动过程中"气化""升降"等新陈代谢的内涵和意义。

（2）升降出入是气化活动的基本形式：位有高下，高者下降，下者上升；气有盈虚，盈者溢出，虚者纳入，故有高下盈虚的阴阳对立，就必然产生气的升降出入运动，这是事物的辩证法。故《素问·六微旨大论》指出："升降出入，无器不有。故器者，生化之宇。器散则分之，生化息矣。故无不出入，无不升降。"古人即是以升、降、出、入来说明宇宙自然界的物质——精气的运动规律和具体表现形式。而《素问·六微旨大论》关于人体的气化活动，则说"上下之位，气交之中，人之居也""气交之分，人气从之，万物由之，此之谓也"。即人类生活在宇宙自然界中，人体的气化活动也必须遵循升降出入的统一规律。所以在生命过程中，"非出入则无以生长壮老已，非升降则无以生长化收藏"（《素问·六微旨大论》）。没有升降出入运动就没有生命活动，故曰"出入废，则神机化灭；升降息，则气立孤危"（《素问·六微旨大论》）。所以升降出入即是气化活动的基本形式。气化活动的过程及其机转称为"气机"，而气机的升降出入则是通过脏腑的功能活动来实现的，故脏腑的气化就是升与降、出与入的协调与平衡。总之，人体通过脏腑的升降出入运动，把摄入体内的清气和水谷精微转化为气血津液等，完成"味归形，形归气；气归精，气生形，精化为气，气生于味"等合成自身物质的同化过程，同时又不断把体内的代谢产物排出体外，完成"浊阴出下窍"和"汗液发腠理"的异化过程。

3. 气机升降与脏腑的关系

人体脏腑的生理功能，无非是升其清阳，降其浊阴，摄其所需，排出其代谢产物。人体脏腑经络、气血津液、营卫阴阳，均赖气机升降出入而相互联系，维持其正常的生理活动，并与周围环境不断进行物质交换和新陈代谢。升降运动是脏腑的生理特性，是气化活动的体现。而每一种物质运动的形式，又为其自身所具有的特殊本质所规定，因此，五脏六腑的功能活动及其物质或能量代谢的升降趋势亦不尽相同。

（1）脏腑气机升降的一般规律：人体的生命活动，内而消化循环，外而视听言行，无一不是内在脏腑气机升降运动的体现。"出入"则是升降运动的外在表现，可与升降运动联系在一起。一般说来，五脏贮藏精气，宜升；六腑传导化物，宜降。就五脏而言，心肺在上，在上者宜降；肝肾在下，在下者宜升；脾胃居中，连通上下，为升降的枢纽。故五脏的气机升降是升中寓降。六腑，则是"所以化水谷而行津液者也"（《灵枢·本脏》）。传化物而不藏，以通为用，宜降。但在饮食物的消化、呼吸和排泄过程中，亦有吸收水谷精微和津液的作用。如胆之疏泄胆汁、胃之腐熟水谷、小肠之泌别清浊、大肠之主津液等。可见，六腑的气机升降是降中寓升。不仅脏与脏，腑与腑，脏与腑之间相互关联、相互作用、相互影响，处于升降的统一体中，而且每一脏腑本身也都是升与降的统一，且升降之中复有升降。总之，脏腑的气机升降运动，在生理状态下，是有一定规律可循的，一般体现为升已而降，降已而升，升中有降，降中有升的特点。

（2）脏腑气机升降的具体形式：应当指出，脏腑的气机升降，除一般规律外，由于各脏腑组织的生理特性和功能作用不同，因而还有其本身具体的不同形式和活动规律。简述如下。

①心气的升降：心位于胸中，主血脉而藏神。心血上荣于头面以供养神明。心血又下降而循行，以营运周身，此为心血之升降。心主神明，总司人体之精神意识和思维活动，并为五脏六腑之大主，"主明则下安""主不明则十二官危"。心阳下降，可温肾水。故心的气机特性，主要为降，且降中又有升。②肺气的升降：肺位最高，主气司呼吸，助心行血，通调水道，可调

节津液代谢，称为"水之上源"。肺的生理活动主要靠肺气的宣降完成，肺气宣发通畅，则呼吸、血运、卫气和津液的输布等功能正常，此为肺气之升。肺以清肃下降为顺，肺气降则呼吸吐纳有序，水道通调，水液下行，以维持津液代谢的正常，此又为肺气之降。故肺的气机特性主要为降，升居其次。③肝气的升降：肝主升发，以条达为要，体阴而用阳。肝主疏泄，调畅气机，则可使周身气血运行畅达。肝藏血，可调节血量，既能升发而上输于心脉，又能促进心血营运于全身。肝之余气，可下溢于胆，聚成精汁，以助水谷之运化。又能疏泄精关，调节精血及生殖机能。并能疏泄三焦，通利气、血、水之下行。④肾气的升降：肾主藏精、生髓而通于脑。如《医学入门》言："上至脑，下至尾骶，皆精髓升降之道路。"精血同源，精充则血足气旺。肾中精气可滋五脏之阴，可发五脏之阳，此为肾中精气之升。肾中精气又为生长发育之源，"天癸"至则精气溢泻，月事以时下，此又为肾中精气之降。肾主水液的蒸腾气化，升清降浊可调节全身的津液代谢，此又为肾主津液代谢之升降。总之，肾的气机特点虽以上升为主，但升降又寓于其中，并相辅相成。⑤脾气的升降：脾主运化而升清，水谷精微赖脾气之升清，以化生气血津液营养周身，故脾的气机主升。此外，脾主运化水湿，又参与津液的代谢，并将代谢后之水液，助肺下达于肾和膀胱，此又为脾气的升中之降。

总之，气机升降运动在人体的正常生理活动中，与各脏腑均有关系，并各有特点，但升降之枢纽则在于脾胃。人身心肺在上，以行营卫气血而润泽肌肤于外；肝肾在下，藏精血以养筋骨在内，但均赖脾胃在中，枢转气机，传化精微，以灌四旁。故《读医随笔》说："脾具坤静之德，而有乾健之运，故能使心肺之阳降，肝肾之阴升，而成天地之泰。"

（3）脏腑间气机升降的相互作用和协调：人体是一个完整统一的有机整体，各脏腑不仅进行着自身的气机升降运动以完成各自的新陈代谢和生理活动，同时各脏腑之间的升降运动又是相互关联、相互制约和相互为用的。主要表现在如下方面：

①心与肾的气机关系：心火下降，以温煦肾水，则肾水不寒；肾水上济

心阴，制约心阳，以使心火不亢。上下相交，水火既济。又心主血而肾藏精，精血相互资生，故心肾之间气机的升降正常，主要表现为阴阳水火及精血神志之间的相互制约、相互为用，从而维持着心肾之间的协调平衡。②肺与肝的气机关系：肺气以清肃下降为顺，肝气以升发上行为常。肝升肺降，则人体气机调畅，气血上下运行贯通而环流正常。③肝与肾的气机关系：肝主疏泄，肾主闭藏。气机调畅，精血充盈，汇于冲任，方能下达胞宫和精室，满而溢泻，月水方能应时而下，或适时而排精。又肝藏血，肾藏精，而肝肾相生，精血同源。故肝肾之间气机的升降正常，才能精血渗灌，藏泄适度，以维持其肝肾生理活动的协调与正常。④肺与肾的气机关系：肺为水之上源，肾为主水之脏。肺为呼气之主，肾为纳气之根。故肺肾之间气机的升降正常，呼吸和利，水道通调，从而维持津液代谢和气体交换等生理活动的正常。⑤心与小肠的气机关系：通过经络的络属关联，相互影响，心与小肠之间气机升降协调，则心阳旺盛，小肠之分清泌浊功能正常。⑥肺与大肠的气机关系：通过经脉的络属关联和相互影响，肺与大肠的升降关系主要表现为肺气肃降，则大肠之气亦随之而降，方能正常传导。而大肠之传导通畅，则肺气方能正常宣发和肃降。诸如卫气的输布和津液代谢，以及水谷或糟粕的下行方能正常。⑦脾与胃的气机关系：脾胃同居中焦，经脉络属相关，气机的升降是脾主升清，胃主降浊；脾主运化，胃主受纳；脾喜燥而胃喜润。脾胃升降正常，则纳运有度，燥湿相济，方能维持正常的消化吸收功能。⑧肝与胆的气机关系：肝与胆经脉属络相关。肝属风木，其性主升；胆寄相火，气宜通降。故《医学求是》说："肝不升则克脾土，胆不降则克胃土。"肝主疏泄，脾气升清有赖于肝气之升。胆寄相火，则有蒸化水谷之能。胃气和降有赖于胆气的通降。肝升胆降则疏泄正常，方能运脾和胃，以维持消化吸收等生理活动的正常。⑨肾与膀胱的气机关系：肾与膀胱经脉属络相关，功能相辅相成。肾主水液蒸腾气化，又主封藏。膀胱为津液之府，主贮尿和排尿。肾的气化升降正常，一开一阖，则膀胱气化有序，贮尿排尿开合有度，水道通利，方能维持全身津液代谢之正常。

4. 肾为脏腑气机升降之根本

在人体气化的新陈代谢过程中，肝气的升发，肺气的肃降；心火的下降，肾水的上升；脾气的上升，胃气的下降等脏腑的气机升降运动，心肺脾肾最为重要，而尤以肾气的作用最为关键，是全身气机升降之根本。肾中精气为先天之本，五脏之阳非此不能发，五脏之阴非此不能滋。故只有肾中阳气的蒸化温煦功能旺盛，脾胃方能维持其运化腐熟之功能；亦只有肾气的摄纳封藏功能正常，则肺气方能清肃下降，通调水道，下输膀胱。全身津液代谢及气体交换吐纳等功能活动方能正常，大肠亦能正常传化糟粕。而精关启闭，适时排精，或月事以时下等，无不以肾中精气的盈亏为关键。故说脏腑的气机升降运动，确是"唯肾为根"。

（三）基于升降理论对高血压的认识

1. 气机升降失常导致高血压

中医学认为，凡外感六淫，内伤七情，饮食劳倦，痰饮瘀血等致病因素，均可直接或间接导致气机升降失常而诱发高血压。刘燕池教授认为对高血压的诊治思想需回归本源，做到"独守阴阳，无与众谋"。《素问·阴阳应象大论》曰："阴阳者，天地之道也，万物之纲纪，变化之父母，生杀之本始。"《素问·天元纪大论》："动静相召，上下相临，阴阳相错，而变由生也。"阴阳相召、相临、相错的运动变化，是一切病理表现的由来。中医将高血压归属于"眩晕""头痛""肝风"等范畴，血压升高正是人体气机升降失常的表现。

内伤七情直接影响脏腑气机的升降。如怒伤肝，怒则气上；喜伤心，喜则气缓；悲伤肺，悲则气消；恐伤肾，恐则气下，惊则气乱；思伤脾，思则气结。《临证指南医案》亦说："不知情志之郁，由于隐情曲意不伸，故气之升降开阖枢机不利。"应当指出，七情伤人，首先导致气机升降失常，当升不升，当降不降，当传化不传化，可致气机阻塞，运化失常。如气滞则胀痛、窜痛或痛无定处；气郁则影响神志而见性急多怒或抑郁不乐；气逆则咳逆上气或呕恶，眩晕头痛。至于六淫、痰饮、瘀血等病因，则既是气机升降失常的病理产物，反过来又能进一步阻碍气机通畅，成为高血压之病因。

《内经》云："诸风掉眩，皆属于肝。"高血压临床常见不同证型有肝阳上亢、肝火上炎、痰浊上蒙、肝肾阴亏等。根据证型的不同，可依据升降之法分别选择合适的方法进行治疗。若为肝阳上亢型高血压，则潜降肝阳；肝火上炎型高血压，需清火降气；痰浊上蒙型高血压，可化痰降浊；肝肾阴亏型高血压，则需养肝肾之阴以潜降虚阳。

升降是中医认识人体生理病理，并指导临床实践的重要组成部分。刘燕池教授在升降理论方面造诣极深，在临床治疗方面经验丰富，尤其重视以"天人相应"为基础研究升降理论对中医临床的指导意义。升降运动不仅存在于宇宙间一切生命活动之中，而且贯穿于人类整个生命活动的始终，正所谓"升降出入，无器不有"。刘燕池教授以"天人相应"为基础在临床应用升降理论诊治高血压经验丰富，疗效显著。

2. 气机升降失常的病机

（1）心的气机失常。主要表现：心火炽盛而上炎，则舌尖红赤疼痛，舌体溃疡；心火下行，移热于小肠，则尿频、尿急、尿痛或尿血。心阳下通于肾，心阳虚损常累及肾阳，而致心肾阳虚，可见形寒肢冷、心悸、喘促、水肿。心肾相交则水火既济，心肾不交，水火失济，可致神衰，失眠多梦，腰酸梦遗。

（2）肺的气机失常。主要表现：肺气的宣发肃降失常，则气道不利而咳嗽频作，咳痰不爽；肺气失宣，不能输布津液、精微于皮毛，则卫表不固，肌肤失润，或易感冒。肺失肃降，其气上逆，则喘促胸满，水道失于通调，可致尿少、水肿，还可影响大肠传导，如肺热壅盛或肺津不足，可致大便秘结。

（3）脾胃气机失常。主要表现：一是清阳不升，脾虚中气下陷，可致内脏下垂，或泄泻、脱肛。二是浊阴不降，即脾胃气虚，湿浊不运，可见脘闷痞塞，或恶心呕吐，或嗳腐吞酸。三是清浊相干，即清浊失于升降而乱于中焦，则可发为呕吐、泄泻。四是阻碍心肾相交，水火既济，而致阴阳失于归藏，可见失眠梦遗，惊悸不得卧，或卧而不安等。因脾胃升降失司，痰浊上蒙之眩晕患者，常见呕吐痰涎，头目昏沉，胸闷气短，纳差多寐等临床表现。

（4）肝的气机失常。主要表现：一是升发不足，即肝气疏泄不及，而致肝气郁结，每见精神抑郁，胆怯易惊，胸闷胁胀。二是升发太过，即疏泄太过，亦常由肝郁化火上逆所致。如肝火上炎，则头痛，面红目赤，口苦耳鸣；若肝火上冲，血随气逆，并走于上，可致"薄厥"。若肝阳上亢，则多由水不涵木所致，可见眩晕头痛，血压升高，并见腰膝酸软等症。

（5）肾的气机失常。主要表现：肾精不足，无以上充脑髓，则可见耳鸣，头晕健忘，甚则发为五软、五迟等；肾阳不足，失于蒸化，水无所主，则津液代谢障碍，可见痰饮、水肿、小便不利。肾失摄纳，肺气不得宣降，可见呼多吸少，动则喘甚。若肾阴不足，不能潜敛阳气，则会出现肾精不足导致虚阳上亢而见血压升高。

三、临床特色

"五脏同调"论治高血压

高血压是心脑血管病最主要的病因及危险因素，现有研究表明，我国40%的心脑血管病的发病归因于高血压，截至2015年，我国18岁及以上人群高血压患病率为27.6%。因此，改变我国高血压的防治现状，对提高心脑血管病的防治水平具有重要意义。中医将高血压归属于"眩晕""头痛""肝风"等范畴，目前中医在改善高血压症状、防治心脑血管并发症、提高患者生活质量等方面具有独特优势。刘燕池教授认为高血压发病中五脏阴阳气血失调及内生的病理因素是重要原因。在疾病发展过程中，五脏功能失调是产生内生病理因素的基础，而内生病理因素进一步加剧五脏功能的失调，形成一个恶性循环，其本质为本虚标实之证，因而在临床注重五脏同调，遵循"虚则补之，实则泻之"的原则及"谨察阴阳所在而调之"的法则进行综合论治。针对治疗中的关键环节，采用抓主症这一临证思维指导用药，获得良好疗效，极大程度减轻了患者的症状，并改善了患者心血管功能。

眩晕一证，涉及脏腑虽杂，但总体以肝、脾、肾三脏为主。然《素问·至真要大论》曰："诸风掉眩，皆属于肝。"又曰："诸暴强直，皆属于风。"可知三脏之中以肝为重，病位主要在肝。《诸病源候论·风头眩候》曰："风眩，是体虚受风，风入于脑也。"若肝阴不足，无以涵敛肝阳，易因肝阳升发太过而致肝阳上亢。所以刘燕池教授认为在临床上最常见的病因是患者由于素体阳盛，加之恼怒过度，致阳升风动发为眩晕，或见因长期忧思过度，气郁化火，使肝阴暗耗，阳亢风动，上扰清窍，发为眩晕，处方多以天麻钩藤饮加减。

1. 肾病及肝

肝藏血，肾藏精，肝主疏泄，肾主封藏，故肾与肝的关系主要表现在精血同源、藏泄互用上。《素问·阴阳应象大论》曰："北方生寒……肾生骨髓，髓生肝。"肾藏精，肝藏血。肝体阴而用阳，肝体失养而致肝阳亢盛。肾精不足，则肝血化生乏源，肝失所养，阴不敛阳，最终导致肝阳上亢，发为眩晕。此时的高血压患者常伴有少寐健忘，心烦口干，耳鸣，腰膝酸软，视力减退，两目干涩，舌红苔少，脉弦细等症状，处方多以左归丸加减。

2. 脾病及肝

脾主运化水谷，为气血生化之源。脾气健旺，运化水谷，散精于肝，利于肝的疏泄。刘燕池教授认为现代人嗜食肥甘厚味，导致内生湿热壅遏于脾胃，痰湿蕴阻中焦而升降失司，清阳上升受阻，头面清窍失养而发眩晕。此时的高血压患者常伴有头重如裹，乏力，脘痞腹胀，纳呆，肠鸣泄泻，困倦嗜睡，舌苔腻，脉弦滑等症状，处方多以半夏白术天麻汤加减。

3. 心病及肝

心属火，肝属木，五行为相生关系，因此刘燕池教授认为此高血压病宜从肝与心的母子关系入手分析。心血不足，子行虚弱，累及母行，引起母行不足，故肝血亦亏，终致子母皆虚的心肝血虚证，该证型的高血压临床多表现为头晕、目眩、心悸、失眠多梦等；心火亢盛，引发肝火亢盛，子病犯母，导致心肝火旺，该证型的高血压临床多表现为头痛头胀，眩晕耳鸣，烦躁易怒等。

4. 肺病及肝

肺与肝的关系主要表现在调节气机升降方面。刘燕池教授认为肺为五脏六腑之华盖，其气以下行为顺，肺气降则全身气机升降有序，可防止肝气升发太过，若肺失其清肃，无以制约肝气，易致肝气上逆，升发太过，此时多表现为眩晕头痛，胸胁胀满，烦躁易怒，舌红苔黄，脉弦等。

刘燕池教授临证提倡"抓主证"，指出：凡属患者最痛苦、最紧急的一组症状和体征，往往可能是该阶段最能反映病变主要矛盾的主证。如果能够抓准主证，接下来再进行施治往往效果显著。临证结合具体病位将高血压分为肝阳上亢证、痰浊内蕴证、血阻脑窍证、肾精不足证四个证型，根据其主证进行加减用药。刘燕池教授治疗高血压的常用药物有菊花、薄荷、葛根、夏枯草、生杜仲、怀牛膝、地龙、天麻、珍珠母、石决明、生甘草、炒白术、清半夏、钩藤、川芎、白芷、生地黄、羚羊角粉、当归、焦山楂、炒山栀等。其中菊花味苦性平，归肝、肺、肾经。《神农本草经》曰："菊花，味苦，平。主治风头眩肿痛，目欲脱，泪出，皮肤死肌，恶风湿痹。久服，利血气。"《本经逢原》言："菊得金水之精英，补水以制火，益金以平木，为祛风热之要药。"综上可见，菊花通过养肺肾之阴以平肝火、利血气，进而达到养肝血、益肝阴之目的。薄荷，气味辛凉，功专入肝与肺经。《药品化义》谓："薄荷，味辛能散，性凉而清，通利六阳之会首，祛除诸热之风邪。"其祛风通利之效可见一斑。刘燕池教授治疗高血压常用清肝明目、散风热之菊花与辛凉之薄荷相配伍，二药合用补肝阴、清肝火，且可调和气血以平木制火。同时配以焦山楂消食健胃，化浊降脂，防止土壅木郁、肝郁化火、肝阳上亢。怀牛膝功擅活血逐瘀，引血热下行，补益肝肾，用于改善心肺血液循环，来缓解患者高血压的发作程度和频率。炒山栀清心泻火，取"实则泻其子"之意，即根据木生火的原理，泻心火以辅助泻肝火，从而达到五脏同调的目的。

四、验案精选

（一）清热平肝，补益阴血法治疗高血压

患者黄某，女，34 岁，2004 年 10 月 21 日初诊。血压高，头两侧、前额胀痛不舒，按之则舒，月水量少，末次月经 9 月 25 日，经期后头胀痛明显，便秘，苔薄质淡，脉沉细。

西医诊断：高血压。

中医诊断：头痛（阴血不足，阳热上亢证）。

治法：清热平肝，补益阴血。

方药：杭菊花 15g，薄荷 6g（后下），川芎 15g，何首乌 15g，全当归 15g，赤芍、白芍各 10g，白芷 10g，藁本 10g，生黄芪 10g，地龙 15g，阿胶珠 6g，败酱草 15g，全瓜蒌 15g，炒莱菔子 15g，元明粉 3g（包冲），生甘草 6g。7 剂，水煎服，日 1 剂，分早晚服。

二诊：药后头两侧痛大减，自觉头两侧皮肤沉紧不舒，苔薄质淡，脉细。拟方：杭菊花 15g，薄荷 6g（后下），川芎 15g，何首乌 15g，全当归 15g，赤芍、白芍各 10g，白芷 10g，藁本 10g，地龙 15g，阿胶珠 6g，败酱草 15g，全瓜蒌 15g，炒莱菔子 15g，元明粉 3g（包冲），生甘草 6g，葛根 15g，藿香 10g，滑石粉 15g（包煎）。7 剂，水煎服，日 1 剂，分早晚服。

三诊：药后症大减，头痛止，但仍不清爽，觉头沉，月经 10 月 22 日来潮，量少，经后未发头痛，大便已畅，苔薄有裂纹，脉缓。拟方：杭菊花 15g，薄荷 6g（后下），全蝎 3g，炒酸枣仁 20g，生龙骨、生牡蛎各 20g（先煎），桑枝 30g，川芎 15g，何首乌 15g，当归 15g，白芷 10g，赤芍 10g，藁本 10g，地龙 15g，败酱草 15g，全瓜蒌 20g，炒莱菔子 15g，生甘草 6g。7 剂，水煎服，日 1 剂，分早晚服。

四诊：药后症减，头沉不爽渐轻，但眉间有沉重感，苔薄质淡，脉沉细。拟方：白芷 10g，辛夷 10g，杭菊花 15g，薄荷 6g（后下），葛根 15g，

藿香 15g，佩兰 10g，石菖蒲 15g，川芎 15g，何首乌 15g，当归 15g，白芷 10g，赤芍 10g，藁本 10g，地龙 15g，败酱草 15g，瓜蒌 20g，炒莱菔子 15g，生甘草 6g。7 剂，水煎服，日 1 剂，分早晚服。

按：本例行经后头痛，为经后血海空虚，阴不涵阳，阳热上亢，故见头胀痛不舒，舌淡、脉沉细，为阴血不足之象。用黄芪、全当归、阿胶珠、何首乌、白芍补益阴血；杭菊花、薄荷、赤芍、地龙清热平肝，川芎、白芷、藁本祛风止痛，引诸药上行于头部。败酱草、莱菔子、元明粉、全瓜蒌清热通便，生甘草调和诸药。二诊，患者头痛明显减轻，自觉头两侧皮肉沉紧，为湿邪黏滞，经脉不疏，加葛根、藿香、滑石粉升阳祛湿。四诊，头痛止，行经后头痛未作，但感头沉困不爽，去滑石之清利，加佩兰芳化湿邪、石菖蒲化浊醒神。

眩晕一证，虚者居其八九；而兼火兼痰者不过十中一二耳。虚者一般多由气血亏虚，不能濡养头面，髓海失养而成。究其原因，劳倦过度，饥饱失时，呕吐伤上，泄泻伤下，大汗亡阳，焦思不释，吐血、衄血、便血，疮肿大溃，金石破伤，失血痛极，男子纵欲，女子崩漏，产后等均可涉及。气血亏虚，无以濡养上窍，则发为眩晕。虚者补之，治疗因虚而致头眩者，应大补气血，使正气充足，濡养五脏六腑，则头眩可止。

（郝瑞森　整理）

（二）清肝祛风，养血安神法治疗高血压

患者崔某，女，29 岁，银行职员，2008 年 10 月 23 日初诊。患者左侧偏头痛 2～3 年，午后发作为重，遇热则缓，遇寒则重，发作时血压升高至 140/90mmHg，失眠多梦，面色无华，目干涩痛，末次月经 10 月 2 日，苔薄质干，脉弦细。

西医诊断：高血压。

中医诊断：偏头痛（肝热上扰证）。

治法：清肝祛风，养血安神。

方药：生地黄 15g，玄参 10g，川芎 15g，白芷 10g，藁本 10g，当归

15g，鸡血藤 15g，葛根 15g，杭菊花 15g，薄荷 6g（后下），炒白术 15g，茯神 15g，荆芥 3g，防风 3g，夏枯草 10g，青葙子 10g，龙胆草 10g，炒酸枣仁 30g，密蒙花 10g，夜交藤 15g。7 剂，水煎服，日 1 剂，分早晚服。

二诊：药后头痛霍然而愈，其病今日遇寒未发，血压恢复正常。多梦、目干涩减，苔薄，脉弦细。拟方：生地黄 15g，玄参 10g，川芎 15g，白芷 10g，藁本 10g，当归 15g，鸡血藤 15g，炒酸枣仁 30g，杭菊花 15g，茯神 15g，薄荷 6g（后下），荆芥 3g，防风 3g，夏枯草 10g，青葙子 10g，龙胆草 10g，夜交藤 15g，山萸肉 10g，麦冬 10g。7 剂，水煎服，日 1 剂，分早晚服。

随访效佳，偏头痛未再复发。

按：本例偏头痛为肝热上扰，阴血不能濡养脑窍所致。患者虽有头痛遇热痛缓、遇寒加重之表现，但又有失眠多梦、面色无华、目干涩痛、舌质干、脉弦细等一派阴血不足、内热之象。头痛遇热痛缓、遇寒加重，不能简单认为为寒邪束表而致，实为外寒引动内热，致使阴血滋养脑窍功能受阻而发病。故用荆芥、防风、藁本、白芷祛风散寒，以引诸药到达颠顶；杭菊花、龙胆草、薄荷、密蒙花、青葙子、夏枯草清解肝热；生地黄、玄参、当归滋阴养血，川芎、鸡血藤、葛根活血通络，升发清阳；炒酸枣仁、夜交藤、茯神养血安神；炒白术健脾以生化气血。辨证准确，用药精当，故服药 7 剂使三年之疾霍然而愈。二诊见肝热已除，但患者久病体虚，多梦及目干等阴虚之症仍存，故加入肝经酸敛之品山萸肉，用以益肝血、疏肝气，达到养肝脏阴血的功效。更用麦冬清金润燥，除肺热而养胃津，使心火降而安然入睡。

眩晕一证，有虚有实，实者多因风热上扰，或痰邪干扰清窍所致。眩晕病性虽以痰、虚为多，朱丹溪倡"无痰不作眩"，张景岳谓"无虚不作眩"，但眩晕病机复杂且多变，风、火、痰、瘀，气血阴阳，相互影响，相互转化，临证之时，要细心求索，探求病机，各司其属。辨清虚实，以定补泻；辨清脏腑，以定病位；辨清标本，以定缓急。

（郝瑞森　整理）

（三）平肝清热，息风通络法治疗高血压

患者李某，男，45 岁。2003 年 2 月 6 日初诊。患者左侧偏头痛 1 年余，发则恶心呕吐，秋冬发作，左臂及手麻木，胸闷，苔薄边尖赤，脉弦，血压 130/86mmHg。

西医诊断：高血压，偏头痛。

中医诊断：头痛（肝风上扰证）。

治法：平肝清热，息风通络。

方药：生黄芪 15g，地龙 10g，赤芍 10g，丹参 15g，川芎 15g，鸡血藤 15g，天麻 6g，当归 15g，杭菊花 10g，夏枯草 10g，薄荷 6g（后下），白芷 10g，藁本 10g，全蝎 3g，炒酸枣仁 20g，生龙骨、生牡蛎各 20g（先煎），桑枝 30g。7 剂，水煎服，日 1 剂，分早晚服。

二诊：偏头痛及手指麻木明显好转，偶发心悸气短，苔薄质淡，脉细。拟方：生黄芪 15g，地龙 10g，赤芍 10g，丹参 15g，川芎 15g，鸡血藤 15g，天麻 6g，当归 15g，杭菊花 10g，夏枯草 10g，薄荷 6g（后下），白芷 10g，藁本 10g，全蝎 3g，炒酸枣仁 20g，生龙骨、生牡蛎各 20g（先煎），桑枝 30g，党参 15g。7 剂，水煎服，日 1 剂，分早晚服。

按：本案例为肝阳上亢、风阳上扰之头痛。风阳上扰犯胃，则恶心呕吐；上逆于胸，则胸闷；横窜经络，则肢麻。患者阳热内郁，秋冬风邪引动内热，故而头痛发作。用天麻、杭菊花、薄荷、夏枯草、生龙骨、生牡蛎平肝潜阳、清热息风；川芎、白芷、藁本祛风止痛；地龙、全蝎、桑枝、鸡血藤息风活血通络；当归、赤芍、丹参养血活血；生黄芪、炒酸枣仁益气安神。二诊，头痛指麻明显减轻，因偶出现心悸气短，故加党参以益气养心安神。诸症减轻，效不更方，原方继服而收功。

刘燕池教授治疗高血压用药以寒性药物最多，如夏枯草、地龙、珍珠母、石决明等。其次为平性中药，如天麻、牛膝、甘草等。高血压的发病多因长期忧思过度，气郁化火，使肝阴暗耗，阳亢风动，上扰清窍，发为眩晕。《素问·至真要大论》曰："寒者热之，热者寒之。"《神农本草经》云：

"疗寒以热药，疗热以寒药。"而平性药物属阴，故在治疗时选用寒性及平性药物以清泄火热。刘燕池教授治疗高血压常用甘味和辛味药物，常用药物中，菊花、葛根、当归同时含有辛甘二味，甘味药物能补、能和、能缓，补其虚，和诸药，缓急止痛；辛味药物能散能行，散其郁热火邪，行其气血，通利血脉，甘辛并用相辅相成，清补与散热同用，补益热邪所灼之阴，缓解病症。在归经上，归肝经者最多，其次为归肺经的药物，五脏六腑均有涉及。高血压的临床表现与肝经密切相关，患者由于素体阳盛阴虚，七情内伤，长此以往肝阴暗耗，阳亢风动，上扰清窍，发为眩晕。《素问·刺禁论》曰："肝升于左，肺藏于右。"由此可见肝与肺升降功能搭配在气机调节方面的重要性。此外，《症因脉治》云："肝肺太过，善忘，忽忽冒眩。"所以在高血压治疗药物的选择上以归肝经和肺经药物居多。

（郝瑞森　整理）

（四）平肝潜阳，化痰息风法治疗高血压

患者张某，女，57 岁。2014 年 4 月 21 日初诊。头晕目眩，反复 7 年余，加重 3 个月。7 年前，患者不明原因出现头目眩晕，轻则闭目即止，重则恶心呕吐，项强目胀，伴有胸闷不适，经各方医治，时有轻重。3 个月前，眩晕加重，伴项强心烦，寐不佳，心电图未见异常，血压 160/86mmHg，患者为中年妇女，体型偏胖，舌淡红苔薄，脉弦细缓。

西医诊断：高血压。

中医诊断：眩晕（肝阳上逆，痰郁清窍证）。

治法：平肝潜阳，化痰息风。

方药：生石决明 20g（先煎），珍珠母 20g（先煎），夏枯草 15g，天麻 10g，清半夏 6g，炒白术 10g，葛根 15g，地龙 15g，杭菊花 15g，薄荷 6g（后下），生杜仲 15g，川牛膝 10g，当归 15g，三七粉 3g。7 剂，水煎，日两次服。

二诊：药后症大愈，再拟上方 14 剂继服。

按：刘燕池教授治疗眩晕，多以清肝平肝为主，兼顾他脏。补泻并举，

当补则补，当泻则泻。对于痰浊上犯之眩晕，则以半夏白术天麻汤为主，随症加减，得心应手，虽不能万举万当，但所失亦不多。刘燕池教授指出：临床辨证的目的，实质上就是要依据中医理论对病变进行定位和定性。本例患者，眩晕经年不愈，主症为眩晕。因病程长，反复发作，且无寒热，知为内伤。头目不清，脉象弦缓，知病位在肝。患者素体偏胖，本"肥人多痰湿"之训，推知病因应是痰湿为患。用石决明、珍珠母，以平肝潜阳，清脑明目；用半夏天麻白术汤，以清肝散郁，化痰息风；用菊花、薄荷，以平降肝阳，疏散风热；用葛根、地龙，以解肌生津，清热通络，专治项强痛，头目眩晕；用当归、三七，以养血活血通络；用杜仲、牛膝，以补益肝肾，兼引血下行而止眩。全方共奏清肝潜阳、化痰息风、通络明目之效。

眩晕发病，或因于虚，或因于痰。如素体阴亏，或情志内伤，长期忧郁恼怒，暗耗肝阴，阴不制阳，肝阳上亢，可发为眩晕。或劳倦过度，饮食不节，脾胃虚弱，气血生化乏源，气血不足，清窍失养，亦可发为眩晕。或先天不足，或久病耗伤，或房劳过度，或年老肾亏，肾精不足，髓海不充，亦可发为眩晕。嗜食肥甘，脾气失健，痰湿内生，蕴阻中焦，升降失司，清气不能升于上，头面清窍失养，则多可发为眩晕。

（郝瑞森　整理）

（五）平肝清热，凉血解毒法治疗高血压

患者马某，男，35岁。2005年7月10日初诊。近1个月来头晕目眩，头项部不适，血压在160～170/95～110mmHg，被某医院诊为"高血压病"，因不愿服用西药降压而求治于中医。

既往史：慢性阑尾炎2年。近期右下腹偶发隐痛，大便尚可，苔根厚腻，舌质绛，脉弦细。

西医诊断：高血压，慢性阑尾炎。

中医诊断：眩晕（肝阳上亢，热壅肠腑证）。

治法：平肝清热，凉血解毒。

方药：杭菊花15g，薄荷6g（后下），葛根15g，生石决明30g（先煎），

生牡蛎 30g（先煎），明天麻 10g，钩藤 10g（后下），炒杜仲 15g，怀牛膝 6g，龙胆草 6g，马齿苋 15g，白头翁 10g，败酱草 6g，紫草 30g，生地黄 15g，当归 15g，生甘草 6g。7 剂，水煎服，日 1 剂，分早晚服。

二诊：药后症大减，血压 128/82mmHg。头晕缓解，右下腹隐痛减轻。苔腻见退，脉弦细。拟方：杭菊花 15g，薄荷 6g（后下），葛根 15g，生石决明 30g（先煎），生牡蛎 30g（先煎），明天麻 10g，钩藤 15g（后下），生杜仲 15g，怀牛膝 10g，龙胆草 6g，马齿苋 15g，白头翁 10g，败酱草 6g，紫草 30g，生地黄 15g，当归 15g，生甘草 6g，蒲公英 30g。7 剂，水煎服，日 1 剂，分早晚服。

三诊：药后症大减，头已不晕，血压降至 116/74mmHg，每逢下午偶发头目不爽，阑尾炎隐痛缓解，大便不成形，苔薄，脉弦细。拟方：杭菊花 15g，薄荷 6g（后下），葛根 15g，生石决明 20g（先煎），生牡蛎 20g（先煎），明天麻 10g，钩藤 10g（后下），炒杜仲 15g，怀牛膝 10g，龙胆草 6g，马齿苋 15g，白头翁 10g，败酱草 6g，紫草 20g，生地黄 15g，当归 15g，蒲公英 30g，生甘草 6g。7 剂，水煎服，日 1 剂，分早晚服。

按：本病例为肝阳上亢之高血压头晕，同时兼有肠腑热壅之慢性肠痈。患者虽以头晕为主诉，然右下腹隐痛可使血压上高，加重头晕，故刘老采用平肝清热、凉血消痈之法，二证同治。用杭菊花、薄荷、龙胆草以清肝热；明天麻、钩藤平亢逆之肝阳；炒杜仲、怀牛膝、生地黄、当归滋补肝肾；生石决明、生牡蛎平肝潜阳；葛根解肌降压，以解肝阳上亢之头眩晕；马齿苋、白头翁、败酱草、紫草、生甘草清热凉血、解毒消痈，以治肠痈。药症相合，故很快取效。二诊，加蒲公英以加强清热解毒之力。故三诊患者头眩晕、右下腹隐痛均缓解，继服原方巩固疗效。

刘燕池教授于临证辨证之时，强调首抓主证，并指出"凡属患者最痛苦、最紧急的一组症状和体征，往往可能是该阶段最能反映病变主要矛盾的主证"。围绕主证应先辨外感内伤，对于外感，重在辨清寒热；对于内伤，则重在分清虚实。虚证则应辨清气血阴阳，并进一步落实在脏腑经络上，如心气虚、心阴虚，少阴经病证、太阴经病证等。实证则应分清何种病邪为患，引起何种病理变化，并应辨清寒热，分别病位。

（郝瑞森　整理）

（六）滋阴潜阳，清肝利胆法治疗高血压

患者徐某，女，50岁。2005年11月23日初诊。患者绝经半年，血压升高至150/100mmHg，头晕胀痛。甲状腺功能亢进2年，经药物治疗好转，出现药物性转氨酶升高，谷丙转氨酶（ALT）109IU/L，天冬氨酸氨基转移酶（AST）68IU/L，苔薄，脉弦细。

西医诊断：高血压，更年期综合征。

中医诊断：眩晕（阴虚阳亢证）。

治法：滋阴潜阳，清肝利胆。

方药：女贞子15g，夏枯草15g，地骨皮20g，生石决明30g（先煎），珍珠母30g（先煎），杭菊花15g，薄荷6g（后下），炒杜仲15g，明天麻10g，钩藤10g（后下），怀牛膝10g，生地黄15g，当归15g，酒大黄3g，金钱草20g，海金沙15g，鸡内金15g，板蓝根20g。7剂，水煎服，日1剂，分早晚服。

二诊：药后血压下降，头晕头痛缓解，血压120/75～80mmHg，ALT、AST仍偏高，苔薄，脉弦细。拟方：女贞子15g，夏枯草15g，地骨皮20g，浮小麦30g，生地黄15g，玄参15g，炒杜仲15g，明天麻10g，钩藤10g（后下），金钱草20g，海金沙15g，鸡内金15g，茵陈15g，板蓝根20g，虎杖10g，垂盆草15g，凤尾草15g，叶下珠10g。7剂，水煎服，日1剂，分早晚服。

三诊：药后血压正常，血压120/80mmHg，ALT：32IU/L，AST：20IU/L。目干多眵，苔薄，脉细。拟方：女贞子15g，夏枯草15g，地骨皮20g，浮小麦30g，生地黄15g，玄参15g，钩藤10g（后下），炒杜仲15g，明天麻10g，金钱草20g，海金沙15g，鸡内金15g，茵陈15g，板蓝根20g，虎杖10g，垂盆草15g，凤尾草15g，叶下珠10g，当归15g，青葙子10g。7剂，水煎服，日1剂，分早晚服。

按：本例为绝经后肝肾阴虚、肝阳上亢，出现头晕头痛，同时伴有药物性转氨酶升高。刘燕池教授用女贞子、生地黄、当归、地骨皮、炒杜仲、怀牛膝滋补肝肾之阴，夏枯草、杭菊花、薄荷清热平肝，明天麻、钩藤平肝息风，生石决明、珍珠母滋阴潜阳，金钱草、海金沙、鸡内金、板蓝根清热利胆，酒大黄引气机下行。二诊，血压下降，头晕头痛缓解，故去石决明、珍珠母之镇潜，加玄参、浮小麦以滋阴敛汗；并加茵陈、虎杖、垂盆草、凤尾草、叶下珠清肝利胆以降转氨酶。三诊，患者头晕消失，血压、转氨酶恢复正常，但目干多眵，故加青葙子清热明目，且青葙子亦有降血压作用，可巩固疗效。

肝阳上亢型眩晕，治当平肝潜阳，滋补肝肾，多以天麻钩藤饮加减，并可用杞菊地黄丸。气血亏虚型眩晕，治当补益气血，健运脾胃，可选方药较多，大凡能够补益气血者，皆可根据病情加减变化。中气不足，清阳不升所致的眩晕，最为适宜的方药仍然是补中益气汤。肾精不足型眩晕，治当补肾，偏阴虚者，补肾滋阴；偏阳虚者，补肾助阳，多取左归丸、右归丸加减。痰浊内蕴型眩晕，治当燥湿祛痰，健脾和胃，代表方药非半夏白术天麻汤莫属。根据病情变化，于痰阻气机，郁而化火者，也可选用柴芩温胆汤加减。此外，瘀血阻窍，治宜活血化瘀，通窍活络，可用通窍活血汤加减。

（郝瑞森　整理）

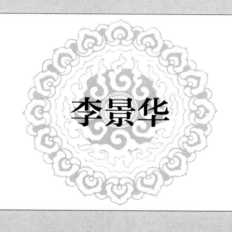

李景华

一、医家简介

李景华（1959—　），男，主任中医师，松原市中医院名誉院长。中华中医药学会仲景学说专业委员会委员，吉林省中医药学会第七、八届理事会常务理事，糖尿病专业委员会副主任委员，曾任脑病、肝脾胃病、老年病、经典与临床等专业委员会副主任委员，曾获吉林省"五一"劳动奖章，吉林省特等劳动模范，全国先进工作者，吉林省第一批老中医药专家学术经验继承工作指导老师，松原市名中医，吉林省名中医，吉林省第十三批有突出贡献的中青年专业技术人才，第六批全国老中医药专家学术经验继承工作指导老师，全国基层名老中医药专家传承工作室指导老师。主持多项吉林省中医药管理局科研项目，研制开发 20 多种中药院内制剂。领衔申报或参与的科研项目有 6 项，获得吉林省科技成果奖 3 项，获得松原市科技进步奖 1 项。

李景华教授参加临床工作 40 余年，在学术上崇尚仲景，大力倡导"致中和"思想，善于应用和法，结合现代生活环境、生活方式等改变，提出了"痰瘀内阻，百病由生"的学术观点，善于运用中医思维方法诊治内科常见病、多发病和疑难病，尤其擅长治疗肝胆病、脾胃病、糖尿病、肾病，具有丰富的临床经验。临床主张以经方为主，时方为辅，辨证与辨病相结合治疗疾病。

李景华教授以大医精诚之仁德对待患者，认真实践"医乃仁术"的人道主义精神。他常说：患者不易，既遭罪，又花钱，一定要体谅他们，要因病施治，合理用药。也常常讲美国医生特鲁多的墓志铭，"偶尔是治愈，常常是帮助，总是去安慰"。提倡《内经》中"病为本，工为标，标本不得，邪气不服"的论述，他认为医患配合对于提高疗效非常重要。

二、学术观点

（一）法仲景、寿甫之学

对于高血压病，李景华教授从张仲景和张锡纯的著作里获益最大。张仲景的大柴胡汤、三黄泻心汤、柴胡加龙骨牡蛎汤都是治疗高血压疗效不错的方剂。民国初年河北的张锡纯先生写下了著名的《医学衷中参西录》，书中详细地论述了高血压的病机和治疗方药，并创立了镇肝熄风汤。书中论述："治内中风证（亦名类中风，即西医所谓脑充血证），其脉弦长有力（即西医所谓血压过高），或上盛下虚，头目时常眩晕，或脑中时常作疼发热，或目胀耳鸣，或心中烦热，或时常噫气，或肢体渐觉不利，或口眼渐形歪斜，或面色如醉，甚或眩晕，至于颠仆，昏不知人，移时始醒，或醒后不能复原，精神短少，或肢体痿废，或成偏枯。怀牛膝（一两），生赭石（一两，轧细），生龙骨（五钱，捣碎），生牡蛎（五钱，捣碎），生龟板（五钱，捣碎），生杭芍（五钱），玄参（五钱），天冬（五钱），川楝子（二钱，捣碎），生麦芽（二钱），茵陈（二钱），甘草（钱半）。用龙骨、牡蛎、龟板、芍药以镇肝息风，代赭石以降胃气，玄参、天冬以清肺气，肺中清肃之气下行，自能镇制肝木……茵陈为青蒿之嫩者，得初春少阳生发之气，与肝木同气相求，泻肝热兼舒肝郁，实能将顺肝木之性……麦芽为谷之萌芽，生用之亦善顺肝木之性使不抑郁。川楝子善引肝气下达，又能折其反动之力。"张锡纯抓住了"厥气上逆"这一总的病机，在高血压治疗上，主要是以头痛和眩晕为主症进行辨治。

（二）述高血压因机治则之说

李景华教授认为，气血逆乱是引起高血压最直接的原因。血与气，一阴一阳，血在气的推动下，循于脉道，循环不息，当气血保持平衡的时候，人体脏腑组织的生理功能就会维持正常，假如气血平衡被打破，就会导致气血逆乱。脑为元神之府，需要清气濡养，不容不宜之气侵犯。故而气血逆乱，易上犯于脑，从而导致血压升高，更甚者，可以化火生风导致中风急症，这是临床多见的继发疾病。

《素问·阴阳应象大论》曰："暴怒伤阴，暴喜伤阳，厥气上行，满脉去形。"李景华教授通过临床实践总结出，高血压本身主要的病理机制就在于气血逆乱，上犯于脑，无论何种原因，无论虚实，其结果都是导致"厥气上逆"，或由于暴怒，造成肝阳上亢，或由于暴喜，造成脉气涣散；或由于痰热，造成热盛阳亢；或由于肝肾亏虚，造成虚阳浮越。该病的病位虽然在脑，但多与肝胆、脾胃、肾密切相关，风、火、痰、虚往往是最主要的致病因素。在这四个致病因素中，风、火、痰是致病之标，这里说的风，主要是因火、因热而生风；火主要指的是肝胆、心、胃亢盛之火；痰主要是脾运化失职，所酿成痰，这些都是病之标，即风、火、痰往往是高血压病所产生的标；而虚主要是指脾虚、胃虚，还有一个就是肾阴不足之虚。

高血压的病机虽然是虚实并见，但是李景华教授在临床上观察发现，往往是以邪实为主，即以风、火、痰为标证的在临床上更为多见。故而在这个病的治疗上，常采取平肝潜阳，清利肝胆、脾胃湿热，通降阳明的治疗原则，使上逆之气血下行而不上犯于脑，可以使病情得到控制，血压会出现不同程度的下降。临床治疗中，李景华教授针对实证者，以大柴胡汤、柴胡加龙骨牡蛎汤、泻心汤为主。此外，临床中亦有少数肾精不足的患者，这样的体质多见于先天素亏，如老年人、久病这一类人群。肾为先天之本，藏精而生髓，若先天不足，肾阴不充，或久病伤肾，或年老体衰，肾精不足，均可以导致水不涵木，肝风内动，上犯于脑，发生高血压，或者导致血压持续不降。临床治疗中，李景华教授针对虚证以三痹汤、六味地黄丸为主进行治疗。

（三）胃热炽盛证宜三黄泻心汤

李景华教授认为，高血压之胃热炽盛者，平素嗜食辛辣炙煿之品，或者素为阳热之体，这些都可使中焦邪热内炽，气血逆乱，上犯于脑而导致眩晕。邪热上行于头面，往往出现头晕、头痛、面红目赤、口干口渴等症状；邪热上扰于胸膈，往往表现为胸膈满闷，心烦易怒；邪热下移，往往表现为便干、溲黄；舌脉之象常见舌质红，苔黄腻，脉弦滑数。临床治疗大都采用清热泻火，降胃化浊，方用三黄泻心汤加减。三黄泻心汤见于《伤寒论·辨太阳病脉证并治》，此方治疗热痞。原文说："心下痞，按之濡，其脉关上浮者，大黄黄连泻心汤主之。"三黄泻心汤除了见于《伤寒论》外，在《金匮要略·惊悸吐衄下血胸满瘀血病脉证并治》中也有记载，原文说："心气不足，吐血、衄血，泻心汤主之。"大黄黄连泻心汤即为三黄泻心汤。但这里三黄泻心汤除了是指《伤寒论》中的这个大黄黄连泻心汤，也指《金匮要略》治疗"心气不足，吐血衄血"的泻心汤。这两个泻心汤的药物组成虽然相同，但是在《伤寒论》和《金匮要略》中，因煎煮法不同，作用也不完全相同。在《伤寒论》中，大黄黄连泻心汤是以麻沸汤渍之，以清泄中焦无形之邪热。主要是取三味药的寒凉之气，而非取其苦寒之味，主要是为清上焦的热痞证。若取其苦寒之味，其药性会直下于胃肠，难达病所，并有败胃之弊。所以说大黄黄连泻心汤，在《伤寒论》中主要治疗热在气分，中焦气机郁闭，升降失常所导致的热痞证。而在《金匮要略》中，三黄泻心汤同样是用大黄、黄连和黄芩这三味药物，但是用于治疗吐血衄血时往往是用水煎服，主要是为了取其味厚，力大而清其血中邪热，以治血中热盛，迫血妄行所致的吐血衄血。故而大黄黄连泻心汤和三黄泻心汤在药物组成方面虽然相同，但是在《伤寒论》和《金匮要略》中，因为主治病证不同，所以二者煎煮法也存在差异，这是值得我们注意的。

（四）重视病理产物痰湿对血压的影响

痰饮水湿是津液代谢异常导致的病理产物，在临床中历来受到医家的重视，在《金匮要略》中根据痰饮水湿停留部位和症状反应的不同，总结出了痰饮、溢饮、悬饮和支饮；并确立了"病痰饮者，当以温药和之"这一治疗大法。此外在《素问·汤液醪醴论》中还指出了治疗痰湿证时要注意给邪以出路，"开鬼门，洁净府，去菀陈莝"，通过发汗、利小便、活血祛瘀等方法来治疗。

《素问·经脉别论》曰："饮入于胃，游溢精气，上输于脾。脾气散精，上归于肺，通调水道，下输膀胱。水精四布，五经并行，合于四时五脏阴阳，揆度以为常也。"可见人体内水液的布散与代谢依赖肺的宣发肃降、脾的运化、肾的气化，如果这三者出现异常，水液不循常道，则生湿生痰，对人体产生不良影响。

肺为华盖，水之上源，其宣发肃降作用可调节水液在人体的分布代谢，《素问·经脉别论》称作"通调水道"，一旦肺气郁闭，宣发肃降功能失常，水液分布代谢出现障碍，患者血压升高的同时可伴有颜面部浮肿，怕冷，下肢浮肿，小便量少，脉沉。这时可以用越婢加术汤治疗，方中麻黄宣肺利水，使水气从体表和小便而走，白术健脾化湿，与麻黄配伍表里同治。

脾主运化，可运化水湿，脾的功能异常，患者血压升高的同时会伴有头晕，恶心，呕吐，小便不利，舌淡苔白润，脉滑。这时可以用五苓散来治疗，方中泽泻、猪苓利水渗湿，白术、茯苓健脾祛湿，桂枝温阳利水，全方重在调脾之运化。

肾主气化，气化功能失常，则患者血压升高的同时会出现腰痛，小便不利，怕冷，舌质淡，苔白，脉沉迟。这时可以用济生肾气丸来治疗，全方在温阳补肾的同时利水祛湿，标本同治。

（五）重视肝气的条达

《素问·六微旨大论》言："出入废则神机化灭，升降息则气立孤危。故非出入，则无以生长壮老已；非升降，则无以生长化收藏。是以升降出入，无器不有。"可见气的升、降、出、入运动对人体活动和脏腑功能所产生的影响。元代朱丹溪提出"司疏泄者，肝也"。肝的疏泄功能对全身气机的条达有非常大的影响。

气机的调畅可维持气血的正常运行，《难经本义》云："气中有血，血中有气，气与血不可须臾相离，乃阴阳互根，自然之理也。"如果肝失疏泄，则会影响心血的运行，血行不畅，患者血压升高的同时可伴有胸闷胸痛，头胀痛，舌质紫暗，脉涩。这时可以用血府逐瘀汤治疗，方中桃红四物汤养血活血，四逆散调畅气机。此外肝的疏泄作用还可调节情志，如肝升发太过，患者血压升高的同时可出现头痛，面红目赤，烦躁易怒，舌红，脉弦。这时可以用天麻钩藤饮来治疗，方中天麻、钩藤平肝潜阳，牛膝引血下行，气随血行。再者，肝的疏泄作用还可协助脾胃的运化，使脾能升清，胃能降浊，若肝失疏泄，患者血压升高的同时还可出现口苦，恶心，呕吐，嗳气，脘腹胀满拒按，便秘，舌暗苔黄，脉滑数有力。这时可以用大柴胡汤来治疗，方中柴胡、黄芩疏肝清热，大黄通腑泄浊，枳实消痞，使气机调畅，脾胃升清降浊功能恢复正常，血压亦可随之恢复。

三、临床特色

（一）辨证分型治疗实性高血压

李景华教授临床所见高血压患者，以实证居多，或虚中夹实，属实者以肝火、心火、胆热居多，属虚者以肝肾亏虚居多。火热上炎，厥气上逆，造成血随气逆，上犯清窍，从而引发以头疼、眩晕为主要表现的高血压病。当今社会，人们心态普遍浮躁，以酒为浆，以妄为常，现实生活中因欲望得不到满足而导致心理失衡的比比皆是，五志过极皆化为火，气血则难以为继。虽然高血压病情错综复杂、证型不一，但李景华教授常常以肝火上炎证、肝胃郁热证、肝胆湿热证、胃热炽盛证四个证型对实性高血压病进行辨治，并在临床上取得了很好的效果。

1. 肝火上炎证

此证主要表现为头晕、头胀痛，易怒，目赤，口苦，少寐多梦，便干溲黄，舌红苔黄，脉弦或弦滑。针对肝火上炎证的高血压患者，李景华教授治以平肝潜阳、清火息风，常用天麻钩藤饮加减。此方出自《中医内科杂病证治新义》，主要功效为平肝息风、滋补肝肾、清热活血。方中天麻、钩藤平肝息风；石决明咸寒之品，质重平肝潜阳，并能清热明目；栀子、黄芩清肝降火以直折亢上之阳；怀牛膝引血下行，活血利水；杜仲、桑寄生补益肝肾以治本。诸药合用可以达到平肝潜阳、清火息风之效，使亢上之阳能够下潜。在临床中常以此方为基础，加生地黄、人参、白芍、龙骨和牡蛎，临床疗效显著。

2. 肝胃郁热证

肝胃郁热证主要由于过食肥甘厚味，使得谷气壅滞于中焦，胃纳太过，脾运不及，土壅导致木郁，全身气机阻塞不畅，肝胆疏泄不能，脾胃升降受阻，郁久化热，邪热夹气血上冲于头脑，引发眩晕。从六经辨证言，此证多为少阳和阳明合病。若厥逆之气血上奔无度，也可进一步导致中风急症。《素问·调经论》曰："血之与气，并走于上，则为大厥，厥则暴死，气复反则生，不反则死。"气血逆乱上冲，病势较重，李景华教授治以通腑泄热之法，使上逆的气血下行，进而使病情得到缓解。气血上奔无度易形成中风，临床常见出血性中风，或较为严重的缺血性中风，此时清肝利胆，和胃降逆，使上逆之邪热气血得以下行，诸症可以得到缓解。李景华教授临床常用大柴胡汤加减，方中用黄芩和柴胡这两味药，清解少阳之热，使不上犯于脑；用大黄配合枳实来清泄阳明内热，使阳明之热下行而胆火随之下行；用芍药和营敛阴以缓肝急，兼能清泄犯胃之邪热；用半夏和生姜配伍为小半夏汤，可以和胃降逆；生姜和大枣相配伍，能和营卫行津液，更能调和脾胃。李景华教授多在原方基础上加石膏、怀牛膝、瓜蒌、竹茹，其中生石膏寒凉质重，寒凉善清泄胃热，质重易下行，可使邪热不上犯；怀牛膝引血下行；瓜蒌和竹茹为寒凉之物，善清热痰。在大柴胡汤基础上加以上四药可清少阳阳明之火，使上逆之火得以下行，从而使眩晕症状得到缓解，血压也可得到控制。

3. 肝胆湿热证

此证主要临床特点为头晕头痛，胸胁作痛，脘腹胀闷，口苦，耳鸣，耳失聪，阴肿阴痒，女性患者往往伴有带下色黄，质稠而臭秽，小便色黄，大便多黏腻不爽，舌质红，苔黄腻，脉弦滑数而有力。针对肝胆湿热证的高血压患者，李景华教授治以清肝泻火、利湿化浊，常用龙胆泻肝汤加减。临证多在龙胆泻肝汤的基础上，加怀牛膝、钩藤、菊花、夏枯草等药，疗效显著。肝胆升发太过，火热上炎，可以导致头部气血逆乱，往往出现头痛、头晕目赤；胆热上犯，往往出现口苦；又因胆经布前耳，出耳中，故常伴耳聋失聪；肝经湿热下注，可见阴痒和阴肿，小便黄赤，大便黏腻不爽，女性患者往往出现带下色黄而臭秽；舌脉之象往往表现为舌质红，苔黄腻，脉弦滑数。肝胆湿热，往往湿与热相搏，故而临床治疗上相对较难。清代吴鞠通曾说"徒清热则湿不退，徒祛湿则热愈炽"，治疗上当湿热两清，清肝泻火，利湿化浊，方选龙胆泻肝汤加减。方中龙胆草为苦寒沉降之品，苦能燥湿，寒还能清热，既能清利肝胆实火，又能清利肝经的湿热；黄芩、栀子可以助龙胆草以清泻肝火，且栀子兼能利小便；木通、泽泻、车前子可利下焦湿热，导热下行。肝胆实火最易耗伤阴血，方用生地黄、当归养血滋阴，使邪去而不伤阴，此外当归还有一定的活血作用，此药偏温，可使整方凉而不瘀。因肝为刚脏，将军之官，喜条达而恶抑郁，故过用寒凉，往往使气机郁滞，用柴胡疏肝，使凉而不瘀，且柴胡可作为引经药，引领方中诸药到达肝经。李景华教授临证多在原方基础上加钩藤、夏枯草、菊花、怀牛膝等药，其中钩藤、夏枯草和菊花可清肝除热，清利头目；怀牛膝可引药下行。诸药合用，可使肝胆上逆之热得清，湿热湿浊之邪得去，头痛眩晕症状得到缓解。

4. 胃热炽盛证

此证主要表现为头晕头痛，面红目赤，口干口渴，胸膈满闷，心烦易怒，小便黄，大便干结，舌质红，苔黄腻，脉弦滑数。李景华教授治以清热泻火，降胃泄浊，常用三黄泻心汤加减。黑龙江中医药大学的张琪教授曾言："阳明为多气多血之经，若阳明热盛上亢，则可引起血随气逆，发为吐血衄血，一般止血药效果不理想，用生大黄苦寒泄热降胃，使邪热除，气逆降而血归其经，泻心汤是大黄、黄连、黄芩合用，即以大黄为主药，直入阳明，降逆清热。"李景华教授临证多在大黄、黄连、黄芩清泄胃热的基础上，加代赭石、瓜蒌、赤芍、怀牛膝等药，临床疗效显著。高血压因胃热炽盛所致者，与因邪热上迫而引起的吐衄证基本病机是相吻合的，故李景华教授临床上常选用大黄黄连泻心汤治疗邪热迫血上逆所致的高血压眩晕证。方中用苦寒之大黄降胃以清热，兼能入血分以凉血活血；用黄连以清心胃之火；用黄芩既可清上焦之火，又可清解少阳胆火。在此基础上，加代赭石等质重之品以降逆；怀牛膝引血下行；瓜蒌甘寒凉润之品以清热降胃；赤芍凉血活血以化瘀。诸药合用，可以起到清热泻火、降胃泄浊、凉血活血的功效。

（二）研制院内制剂

在几十年的临床实践中，李景华教授不断实践，不断总结，注重临床实践与科研相结合，形成了自己的协定处方，并在此基础上申报了院内制剂平肝降压胶囊，目前该药已经得到吉林省药品监督管理局的批准，成为松原市中医院的院内制剂。

（三）强调临床宜忌的重要性

1. 宜稳定情绪，不宜暴怒焦躁

高血压的发生发展与情绪关系密切，暴怒伤肝，暴喜伤阳，不良情绪会使气血上逆而发生大厥。《内经》云："血之与气并走于上，则为大厥，厥者暴死。"高血压会造成心脑血管病急症的发生，因此保持一个稳定的情绪十分重要。要不喜不怒，不急不躁，遇事不急，始终有一个平常的心态，这对高血压患者来说十分重要。

2. 宜劳逸结合，不可过劳

对高血压的患者来说，应该劳逸结合，体力劳动和脑力劳动相结合。这个劳，既包括劳动，也包括劳心、劳欲，都是需要谨慎的。

3. 宜饮食有节，不可过食膏粱厚味及辛辣炙煿之品

高血压的患者，不要过食膏粱醇酒等肥甘厚味之品，也不可过食辛辣炙煿之品，这些东西都容易化火，或伤人体之阴液，或助体内火热之炎亢，对高血压患者都是不利的。同时也要少食咸的食物，过食咸则伤肾，更容易造成肾水亏乏而引起肝阳上亢。

4. 宜适当锻炼，不可超过自己的体能

高血压患者可根据自身情况，或做五禽戏、八段锦，体力较差者可做静功，或行导引之术，但是不可过度锻炼。《华佗传》有"人体欲得劳动，但不能使之过极耳"的论述，就是说的这个问题。我们在实际生活中就有血的教训，有的人由于过度锻炼，超出自己的体能极限而导致死亡。

四、验案精选

（一）小柴胡汤合五苓散加减治疗高血压

患者王某，女，48 岁，教师。2019 年 5 月 7 日初诊。

主诉：自觉头晕目眩伴面部浮肿 2 日。

现病史：患者曾因该病于 2019 年 4 月 30 日来我院急诊科就诊，当时行头颈部 CT 等相关检查未见明显异常，血压 180/100mmHg，诊断为高血压病，给予降压、利水消肿等对症治疗，略有缓解。

刻下症：头晕目眩伴面部浮肿，形胖，面潮红，纳呆，口干喜冷饮，口苦，平时性急易怒，腹胀便溏，乏力倦怠，血压 160/100mmHg，心率 80 次/分。舌质暗，苔白腻，脉弦滑数有力。

既往史：2012 年因多发性子宫肌瘤行子宫全切除术，有高血压病家族史，无药物过敏史。

西医诊断：高血压。

中医诊断：眩晕（邪犯三焦，湿浊上泛证）。

治法：清肝泻火，利湿化浊。

方药：小柴胡汤合五苓散加减。

茯苓 15g，猪苓 10g，白术 15g，泽泻 15g，桂枝 10g，柴胡 15g，黄芩 10g，党参 10g，半夏 10g，生姜 10g，大枣 10g，炙甘草 5g，钩藤 15g，夏枯草 20g。水煎，日 2 服，7 剂。

二诊（2019 年 5 月 14 日）：患者服药 1 周后，诸症明显减轻，面部浮肿大减，纳谷增，略口干口苦，身觉有力，心情舒畅，腹已不胀，大便略溏，血压 138/85mmHg，心率 75 次/分，舌暗苔白，脉弦。知药已中的，遂在原方上略有加减，方如下：茯苓 15g，猪苓 10g，白术 15g，泽泻 10g，桂枝 10g，柴胡 15g，黄芩 10g，党参 15g，半夏 10g，生姜 10g，大枣 10g，炙甘草 5g，钩藤 15g，夏枯草 15g。用法：水煎，日 2 服，继进 7 剂。

三诊（2019年5月21日）：患者诸症大减，自觉身轻体健，血压125/75mmHg，心率70次/分。无口苦，纳眠如常，二便调。遂于上方去泽泻，加牛膝15g，继服7剂。后随访得知，血压平稳，未服用任何药物，一切如常。

按：该患者从事教育行业，可谓劳心伤神，暗耗气血，郁久伤肝，气机不畅，肝失所养，以致肝阴不足，肝阳上亢，发为本病；加之子宫切除术后，气血不足，肾精大亏，肝木失养，气机失调，三焦失畅，脾失健运故致水湿泛溢，痰火内阻，上犯清窍，故发本病。李景华教授常主张"痰湿内阻，百病由生"，医者当能知常达变，精通诸法，而不离其因。岐伯曰：治之极于一。帝曰：何谓一。岐伯曰：一者，因得之。此患"气机失调，三焦失畅"为发病之因，治疗当以清肝泻火，利湿化浊为法。小柴胡汤为通利三焦之剂，方中柴胡透解少阳之邪，疏畅气机之郁滞，轻清升散，疏邪透表，使枢机运转而邪气透达；黄芩苦寒，可清少阳之郁热，与柴胡合用，清中有散，以疏畅气机，疏肝健脾；半夏、生姜调理脾胃，降逆止呕；党参、大枣、甘草益气和中，益气健脾，甘草还可以调和诸药；泽泻甘淡性寒，直达膀胱，利水渗湿；茯苓、猪苓淡渗利水，白术健脾气而运化水湿，合参、枣、草增强健脾益气补中之力；桂枝既解太阳之表，又内助膀胱气化，与柴胡一走太阳，一走少阳，使内外之邪得以透解。诸药合用，可奏祛邪扶中、通阳化气、利水渗湿之功效。加之夏枯草、钩藤可标本兼顾，平肝息风。故三焦畅，痰湿化，火自降，病自愈。二诊时患者诸症减轻，本着效不更方原则，原方巩固之。三诊去泽泻加牛膝，加强补肾活血利水之功，从根本上去除痼疾。

中医学认为气血逆乱是引起高血压最直接的一个原因。血与气，一阴一阳，血在气的推动下，循于脉道，循环不息，当气血保持平衡的时候，人体脏腑组织的生理功能就会维持正常，当相对的平衡遭到破坏，就会出现气血逆乱。又因脑为元神之府，需要清气濡养，不容邪气来犯。假如气血逆乱，上犯于脑，会导致血压升高，严重的可以化火生风，造成中风急症。《素问·至真要大论》言："诸风掉眩，皆属于肝。"《素问·标本病传论》曰：

139

"肝病,头目眩,胁支满。"指出眩晕与肝脏关系密切。此患者头晕伴有面部浮肿两年多,属中医的眩晕范畴,辨证为邪犯三焦,湿浊上泛。治以清肝泻火,利湿化浊为法。此患本为阳盛之体,从事教育行业,因长期忧郁恼怒,气郁化火,耗伤肝阴,阴不敛阳,致风阳升动,气血逆乱。加之素体肥胖,湿邪内生,积久化热,湿热蕴于肝胆脾胃,中焦气机升降失司,气血夹痰浊上犯于脑,故发本病。治以清肝泻火,利湿化浊为法。肝火降,则气血下行;湿浊化,则气自清。本患虚实兼杂,祛邪与扶正兼顾,小柴胡汤畅三焦气机,兼顾正气,五苓散宣利相宜,使标本相得,阴平阳秘,则其疾自愈。

(李国权 整理)

(二)茵陈五苓散合当归芍药散加减治疗高血压

患者张某,男,40岁。2020年4月16日初诊。

主诉:头晕心悸3日。

现病史:素有头晕,曾于他处求治未效,平时血压偏高,自行口服替米沙坦等降压药物,效果不显,病情时有波动,喜饮酒,嗜肥甘。近日头晕加重,经亲朋介绍,前来就诊。

刻下症:头晕心悸,血压175/90mmHg,心率98次/分,性急善怒,纳谷不馨,四肢沉重,倦怠乏力,脘腹胀满,恶心呕吐,腹中隐隐作痛,口苦不渴,小便不利,大便溏泄。舌暗,苔黄腻,脉沉弦略滑。

西医诊断:高血压。

中医诊断:眩晕(肝脾不调,水湿上泛证)。

治法:调和肝脾,利水祛湿。

方药:茵陈五苓散合当归芍药散加减。

茵陈15g,茯苓30g,猪苓15g,白术20g,泽泻15g,当归15g,白芍15g,川芎10g,大腹皮15g,砂仁10g(捣碎),牛膝15g,黄连10g。水煎,日2服,7剂。

二诊(2020年4月23日):眩晕明显缓解,头清目明,心情舒畅,偶有心悸,食欲增强,时反酸,腹中隐痛明显缓解,口苦减轻,小便顺畅,大便仍溏泄，舌暗苔微腻，脉弦滑。本着效不更方的原则，原方略加减，继服。方如下：茵陈 15g，茯苓 30g，猪苓 15g，白术 20g，泽泻 15g，当归 15g，白芍 15g，川芎 10g，大腹皮 15g，砂仁（捣碎）10g，牛膝 15g，黄连 10g，瓦楞子（先煎）20g，又进 7 剂。

三诊（2020 年 4 月 30 日）：偶有眩晕，入睡难，多梦，食欲增强，腹痛偶有发作，小便顺畅，大便成形。舌暗苔薄，脉略弦。知湿热清，恐苦寒败胃，阳不入于阴，阴阳不交，遂将上方黄连减至 6g，加夜交藤 30g，继服 7 剂。

四诊同前，原方继服，以巩固疗效。后家人来诊，述患者血压平稳，未曾发作。

按：该患者病情日久，加之治不得法，以致病情缠绵不愈。患者平素喜饮酒，嗜食肥甘，湿热内蕴，水泛成痰，痰火相煽，上泛于脑，故而眩晕频作，纳谷不馨，四肢沉重，倦怠乏力，脘腹胀满，恶心呕吐，湿热困脾，脾失健运。加之肝气横逆，性急易怒，故口苦不渴；小便不利，脾不升清故大便溏泄，气血不畅，郁久生热故舌暗苔黄而腻。《内经》曰："治之要极，无失色脉，用之不惑，治之大则。"治疗此患当调和肝脾，利水祛湿，方中白芍抑肝止痛、调畅情志，当归、川芎调理气血，白术健脾扶土，茯苓、泽泻利水渗湿，猪苓清热利湿，茵陈利湿清热以治其标。全方合用可以调畅气机，运化水湿，水湿得降，清气得升，而眩晕止。加大腹皮运化肠间水湿，砂仁芳香化湿，黄连苦寒燥湿兼以清热，牛膝引水下行。二诊时因患者偶有反酸，故加瓦楞子，既可以抑制反酸，又可以消痰化瘀。三诊时诸症好转，偶有腹痛，眠差，故黄连减量，加入夜交藤以避免寒凉伤胃，养血安神，以固疗效。

高血压病因病机复杂，临床症状不一，但究其本，治疗时仍以顾本求原，兼治其标为主，使标本相得，其病向愈。该病之形成多因久食肥甘厚味，或长期饮酒过度，酿生湿热，致脾胃运化失常，湿浊内生，郁而化热，湿热蕴于肝胆脾胃，中焦气机升降失司，阻碍气机流通，痰气相搏，周流全身，日久气血夹痰浊上犯于脑，可致本病发生。高血压主要的病机就在于气血逆乱，上犯于脑。病位虽然在脑，但多与肝、胆、脾、胃、肾密切相关，风、火、痰往往是致病因素。这里说的风，主要是因火、因热而生风，火主要指的是肝、胆、心、胃亢盛之火，痰主要是脾运化失职，所酿成痰，风火痰既是病之标，又可成病之本，为害甚广。李中梓《医宗必读》曰："治痰不理脾胃，非其治也。"医生当能见微知著，找到独处藏奸之所，达到"以平为期"。治疗此患，当以清湿热、疏肝脾为治疗大法，调和肝脾，利水祛湿。茵陈五苓散合当归芍药散加减使肝脾调，湿热清，气血畅，血压平。

（李国权　整理）

（三）三黄泻心汤加减治疗高血压

患者刘某，女，62岁。2020年11月11日初诊。

主诉：间断头晕伴多食易饥1月余。

现病史：患者1个月前无明显诱因出现头晕，就诊于当地诊所，血压160/100mmHg，诊断为高血压病，给予苯磺酸氨氯地平片5mg，日1次，口服，当时缓解，后病情多有反复。因应酬多，喜食辛辣之品，加之和他人生气后头晕再次发作而来诊。

刻下症：头晕，右侧上肢麻木，面色潮红，素喜辛辣之品，多食易饥，心烦少寐；口苦，口舌生疮，大便干结，目赤溲黄，舌暗红尖赤，苔黄干，脉弦滑数。

西医诊断：高血压。

中医诊断：眩晕（胃热炽盛证）。

治法：清热泻火，降胃泄浊。

方药：三黄泻心汤加减。

天麻15g，钩藤15g，夏枯草15g，石决明15g，连翘30g，栀子10g，大黄10g，黄连15g，黄芩10g。水煎，日2服，7剂。

二诊（2020年11月18日）：头晕、右侧上肢麻木减轻，面色潮红，口苦，小便正常，大便不畅，纳可，多梦，知内火已降，效不更方，原方加减如下：天麻15g，钩藤15g，夏枯草15g，石决明30g，连翘15g，栀子10g，大黄 6g，黄连 15g，黄芩 10g。水煎，日 2 服，7 剂。

三诊（2020 年 11 月 25 日）：诸症明显减轻，心情愉悦，上肢已不麻木，略觉乏力，眠差，大便通畅，小便如常，上方去栀子、连翘，加党参 15g，酸枣仁 30g，怀牛膝 15g，续服 7 剂。用三黄泻心汤加减治疗 3 次，停药后眩晕未作，饮食如常，体健如初。

按：该患者因间断头晕 1 月余伴有多食易饥而就诊，因素喜辛辣之品，以致胃热炽盛，消谷善饥，加之心烦少寐，心火亢盛，肝郁化火，故而出现口苦，口舌生疮，大便干结，目赤溲黄，舌暗红尖赤，苔略黄干，脉弦滑数等表现。呈一派火象，诊为眩晕，辨证为胃热炽盛证。治以清热泻火，降胃泄浊为法，用三黄泻心汤加减治疗。在眩晕的病因病机中，朱丹溪提出"无痰不作眩"的观点，提倡在治疗上要以治痰为主，兼补气降火。明代张景岳在《内经》"上虚则眩"的基础上提出了"下虚则眩"，他在《景岳全书》中说："头眩虽属上虚，然不能无涉于下。盖上虚者，阳中之阳虚也；下虚者，阴中之阳虚也。"并认为眩晕的病机"虚者居其八九，而兼火兼痰者，不过十中一二耳"。用三黄泻心汤来治疗高血压取得了很好的效果。黑龙江中医药大学的张琪教授曾有这样一段话：阳明为多气多血之经，若阳明热盛上亢，则可引起血随气逆，发为吐血衄血，一般止血药效果不理想，用生大黄苦寒泄热降胃，使邪热除、气逆降而血归其经，泻心汤是大黄、黄连、黄芩合用，即以大黄为主药，直入阳明，降逆清热。高血压病因胃热炽盛所致者，因与吐衄，邪热上迫而引起的吐衄证病机是相吻合的，因邪热之气上迫而引起的眩晕证，故用大黄黄连泻心汤取得很好的效果。二诊时，患者口疮已无，纳可，多梦，知内火已降，故减连翘用量，原方巩固之。三诊时诸症减轻，略感乏力，当去栀子、连翘苦寒之品，以免过用伤阳，加扶正安神之党参、酸枣仁以收余功。

此证多为平素嗜食辛辣炙煿之品，或素为阳热之体，中焦邪热内炽，气血逆乱，上犯于脑所致。邪热内炽，上熏头面，则头晕、头痛、面红目赤、口干口渴；邪热上扰胸膈，则胸膈满闷，心烦易怒；邪热下移则便干溲黄；舌质红，苔黄腻，脉弦滑数皆胃热内炽之象。大黄苦寒泄热降逆，能使邪热除，逆气降，而血归其经。高血压因胃热炽盛所致者，与此同理，故可用三黄泻心汤加减治疗。方中用苦寒之大黄降胃以清热，且大黄兼能入血分以凉血活血；黄连清心胃之火；黄芩既可清上焦之火，又可解少阳胆腑之热。三药配伍，最善清三焦之火热，以治疗各种火热证。此方因煎服方法不同，作用各异。在《伤寒论》中以沸汤渍之，取其轻清，以泄中焦无形邪热，薄其苦泻之味，防其直下败胃之弊。用于热在气分，中焦气机闭塞、升降失常的痞证。三药合用可使热自泄，气自畅，病自消。加石决明以降逆，天麻、钩藤平肝潜阳，栀子、连翘清热降胃，夏枯草清肝散火，怀牛膝引诸药下行。诸药合用，有很好的清热泻火，降胃泄浊，凉血活血的功效，故可使上逆之气血降，而血压自平。在临床中观察到，用本方治疗胃热炽盛型高血压患者，疗效满意。

（李国权　整理）

（四）大柴胡汤加减治疗高血压

患者刘某，男，41 岁。2020 年 4 月 16 日初诊。

主诉：发作性头晕 5 天，加重伴呕吐 1 天。

现病史：患者 5 天前因饮食不节后出现头晕，血压 150/110mmHg，又连续监测数日，血压仍偏高，未予治疗，症状无缓解，1 天前头晕症状加重，为求中医治疗而就诊于我门诊。

刻下症：头晕，呕吐，伴反酸烧心，胃痛，大便偏干。腹型肥胖，按之心下不适、有抵抗感。血压 140/105mmHg，心率 95 次／分。舌质暗红，苔白微黄，脉滑数。

既往史：患者平素喜食油腻，否认高血压病史。

西医诊断：高血压。

中医诊断：眩晕（肝胃郁热证）。

治法：清肝利胆，泻胃降逆。

方药：大柴胡汤加减。

柴胡 15g，枳实 15g，黄芩 10g，大黄 7.5g（后下），半夏 10g，白芍

15g，生姜 15g，大枣 20g，海螵蛸 15g，浙贝母 15g，天麻 15g，钩藤 15g（后下），夏枯草 20g。7 剂，每次加水 600mL，煎煮 2 次，共取汁 200mL，每次 100mL，每日 2 次口服。

嘱注意饮食，特别是油腻及辛辣刺激性食物，避免饱餐，适当进行体育锻炼。同时监测血压及血脂。

二诊（2020 年 4 月 23 日）：自述服药后便前脘腹疼痛不适，但头晕减轻，未再出现呕吐，偶有反酸烧心，大便次数较前增多。血压 130/90mmHg。在上方的基础上加白术 15g，干姜 7.5g，继服 7 剂。仍按原医嘱告知患者注意事项。

三诊（2020 年 4 月 30 日）：患者脘腹疼痛不适改善，头晕症状基本已消失，反酸烧心明显改善，大便正常，偶有胸闷。血压 130/85mmHg。在上方的基础上加丹参 20g，赤芍 15g，继服 7 剂。仍按原医嘱告知患者注意事项。

随访（2020 年 5 月 30 日）：患者三诊服药后诸症好转明显，无明显不适，血压已恢复正常，嘱其注意饮食，适当进行体育锻炼，定期监测血压及血脂，病情有变化及时就诊。

按：《四圣心源》提出："木生于水而长于土，土气冲和，则肝随脾升，胆随胃降，木荣而不郁。"本案患者平素喜食油腻之品，日久导致谷气壅滞于中焦，脾运不及，痰浊内生，而脾土壅塞会导致肝木郁滞，木郁则全身气机涩滞不畅，肝胆疏泄不能，肝胃升降受阻，郁久化热，邪气夹气血上冲而致眩晕发生。若厥逆之气血上奔无度，亦可形成中风急症。诚如《素问·调经论》说："血之与气并走于上，则为大厥。厥则暴死，气复反则生，不反则死。"脾胃升降受阻，气机逆乱，则出现呕吐，反酸烧心；谷气壅滞于中焦则易产生腹型肥胖；气机郁滞则会胃痛，心下不适而有抵抗感；里热日久，则会大便干结。治疗选用大柴胡汤加减。其中柴胡、黄芩清解少阳之热，调畅气机，使邪气不致上犯；大黄内泄阳明热结，阳明之热下行，则胆火亦随之下行；半夏、生姜配伍为小半夏汤，和胃以降逆；生姜与大枣相配，和营卫而行津液，并调和脾胃；再加入天麻、钩藤平肝息风；夏枯草清泻肝火；海螵蛸、浙贝母为乌贝散，是制酸止痛常用效方。全方合用共奏泻胃降逆、清肝利胆之功，可使上逆之邪热气血下行，诸症可愈。二诊患者头晕减轻，呕吐未再出现，但是服药后便前脘腹疼痛不适，排便次数较多，考虑为方中药物略偏寒凉，故加白术、干姜顾护脾胃。三诊患者头晕症状基本痊愈，脘腹疼痛及大便次数增多已明显改善，血压平稳，病情已明显得到控制，偶有胸闷，考虑气滞血瘀所致，故上方加丹参、赤芍以活血化瘀。在服药的同时，控制饮食可避免脾土壅滞的诱因，适量运动有利于气机的条达，因此该案患者服药后的饮食及运动疗法也是临床取效、防止复发的关键。正如《伤寒论》桂枝汤方后注为后世医家带来的启示，药物的煎服方法和药后的将息法也是治病的关键所在，应当予以重视。

李景华教授经常应用大柴胡汤治疗各种疾病，像心脑血管病、肝胆胰病、脾胃病常常会出现大柴胡汤的方证。那么在近代医家中，运用大柴胡汤具有特色的当为胡希恕先生，其友人因胡老临床善用大柴胡汤，平时又每日不离茶，一个大茶壶，加上先生的姓氏，故趣称其为"大柴（茶）壶"。胡老临床根据疾病特点的不同，变化出了许多加减合方，如大柴胡汤合桂枝茯苓丸、大柴胡汤合桃核承气汤、大柴胡加石膏汤、大柴胡加芒硝汤、大柴胡合葛根汤、大柴胡合大黄丹皮汤、大柴胡合茵陈蒿汤，临床运用对证，效如桴鼓。前几年，有一亲属做眼部手术，术后当天晚上突然腹痛腹胀，欲排二便而不能，住院医师见其小腹胀痛难忍，小便难出，给予留置导尿，但导尿后引流管并无小便排出，又检查彩超，发现膀胱内并无尿液。亲属情急之下，找我前去看诊，刻下症见小腹胀痛拒按，多次欲排大便均未排出，虽有小便感，但留置导尿并无尿液流出，口苦，烦躁汗出，舌苔黄腻，脉滑数有力。这时我想到了单志华先生在《我的老师》一文中，提到了六名医会诊的故事，当时单志华先生的父亲病重，大小便闭塞不通，胡老力排众议，提出小大便不利治其标，先解决大小便问题，最后力挽狂澜，救人于危难。而我的亲属此时大小便阻滞不通，并且有少阳阳明合病的大柴胡汤证，故我给予大柴胡汤合桃核承气汤治疗。当晚服药后不久即二便通畅，小腹胀痛感消失。大柴胡汤见于《伤寒论·辨太阳病脉证并治》："太阳病，过经十余日，反二三下之，后四五日，柴胡证仍在者，先与小柴胡汤，呕不止，心下急，郁郁微烦者，为未解也，与大柴胡汤下之，则愈。""伤寒发热，汗出不解，心下痞硬，呕吐而下利者。大柴胡汤主之。"从原文中"心下急，心下痞硬"两症可以看出，腹诊信息的采集对判断大柴胡汤证也非常重要。特别是患者出现脘腹、胸胁部位的疼痛，疼痛部位拒按且性质剧烈，再结合少阳证、阳明证的特点，就可以帮助我们更准确地运用大柴胡汤。

（李想　整理）

（五）柴胡加龙骨牡蛎汤加减治疗高血压

患者孟某，男，65岁。2020年1月6日初诊。

主诉：发作性头晕、头胀痛半年，加重1天。

现病史：患者半年前因情绪波动后出现头晕、头胀痛，就诊于当地社区医院，诊断为高血压，血压最高达180/100mmHg，自行口服氨氯地平片，血压控制不佳。1天前上述症状加重，为求中医治疗而就诊。

刻下症：头晕，头胀痛，口苦，心烦易怒，目赤，少寐多梦，纳差，便干溲黄。按之腹软，无明显的抵抗感。血压160/90mmHg。舌质红，苔黄，脉弦。

既往史：高血压病史多年，自行口服苯磺酸氨氯地平片，血压控制不佳。平素喜食辛辣咸，情绪急躁易怒。

西医诊断：高血压。

中医诊断：眩晕（肝阳上亢证）。

治法：平肝潜阳，清火息风。

方药：柴胡加龙骨牡蛎汤加减。

柴胡15g，黄芩10g，党参10g，龙骨25g（先煎），桂枝10g，茯苓15g，天麻20g，大黄5g，生姜15g，大枣20g，半夏10g，牡蛎25g（先煎），钩藤15g（后下）。7剂，每次加水600mL，煎煮2次，共取汁200mL，每次100mL，每日2次口服。

嘱仍按照原来剂量口服氨氯地平片，稳定情绪，注意饮食，特别是少吃辛辣刺激性食物，适当进行体育锻炼。

二诊（2020年1月13日）：服药后头晕、头胀痛略有减轻，心烦易怒偶有发作，口苦减，纳差，睡眠略有改善，大便仍偏干。血压145/80mmHg。在上方基础上加酸枣仁30g，继服7剂，仍按原医嘱告知患者注意。

三诊（2020年1月20日）：头晕头胀明显减轻，口苦消失，情绪、睡眠、饮食均改善，大便正常。血压135/70mmHg。在上方基础上加夏枯草15g，继服7剂，仍按原医嘱告知患者注意。

随访（2020年2月20日）：患者三诊后又继续服用半个月中药，目前停用降压药后血压基本稳定在正常范围内，余无明显不适。嘱其继续稳定情绪，注意饮食，特别是辛辣刺激性食物，坚持适当进行体育锻炼。

按：《素问·至真要大论》曰："诸风掉眩，皆属于肝……诸热瞀瘛，皆属于火……诸逆冲上，皆属于火。"而高血压病的病因病机多与肝、与火有着密切的关系。本案患者平素情绪急躁易怒，肝气郁结，郁而化火，长期则会耗伤肝阴，加之其喜食辛辣刺激性食物，更加助热伤阴。正如《素问·生气通天论》云："阳气者，大怒则形气绝，而血菀于上，使人薄厥。"因此该患者长期情绪急躁易怒和饮食不节，最终会导致风阳升动，肝火厥逆，上攻头脑而致本病发生。肝火亢盛则头胀而痛、目赤、口苦；肝火扰乱心神则心烦易怒、少寐多梦；肝木克伐脾土，加之饮食不节而伤脾，生湿生痰，湿阻脾胃则纳差，痰蒙清窍则头晕；便干溲黄为热迫肠道所致；舌红、苔黄、脉弦均为肝火上炎之象。故治疗上选用柴胡加龙骨牡蛎汤加减。方中柴胡、黄芩针对肝郁化火之象；龙骨、牡蛎既能重镇安神，又能潜阳；生姜、大枣、党参补脾益气，既能防止疾病传变，又能防止湿从中生；大黄泄肠道之热；桂枝、茯苓降水饮之冲逆；因铅丹有毒，加之目前药房均已不备，故去之；加天麻、钩藤增强平肝潜阳之力。全方合用共奏平肝潜阳、清火息风之效。嘱其稳定情绪、注意饮食也是避免诱因，从而稳定病情。二诊患者头晕、头胀痛、心烦诸症皆减，睡眠稍有改善，故加酸枣仁，既能养心安神，又能补肝，防热盛伤及肝阴。三诊患者诸症减轻，血压平稳，为巩固疗效，加用夏枯草清肝之火，又与半夏合用治失眠。失眠的基本病机为阴阳失和，《灵枢·寒热病》谓："阴跷、阳跷，阴阳相交，阳入阴……阳气盛则瞋目，阴气盛则瞑目。"而半夏配伍夏枯草就有交通阴阳，引阳入阴之意。此说见于《冷庐医话》引《医学秘旨》，"余尝治一人患不睡，心肾兼补之药，遍尝不效。诊其脉，知为阴阳违和，二气不交。以半夏、夏枯草二味浓煎。盖半夏得阴而生，夏枯草得至阳而长，是阴阳配合之妙也。医者不可不知"。

李景华教授认为，高血压的病性虚实均有，但以实证为主，治疗上要抓住"厥气上逆"这一主要病机，其中针对肝阳上亢一证，他选方用药最早喜用天麻钩藤饮、镇肝熄风汤，近十余年学习经方后，也常常会用到柴胡加龙骨牡蛎汤等，同时再根据患者痰饮、瘀血、宿食等致病因素的不同酌情加减药物。

天麻钩藤饮、镇肝熄风汤、柴胡加龙骨牡蛎汤虽均可治疗肝阳上亢之证，但仔细辨之略有不同。天麻钩藤饮出自《中医内科杂病证治新义》，所治病位在肝、心、肾，但以肝为主。方中用栀子、黄芩清肝经之热，天麻、钩藤、石决明平肝潜阳，此为治标；水能涵木，故加杜仲、桑寄生补益肝肾，此为治本；母病及子，肝阳上亢，热扰心神，故用茯神、夜交藤治之。肝阳夹热上扰，故用牛膝引血下行，血下则火降，益母草活血利水，给邪以出路。治疗以清肝为主，辅以潜阳、安神、补肝肾之药；镇肝熄风汤出自《医学衷中参西录》，书中谓其"主治内中风"，所治病位主要在肝、肾，是上实下虚之证。其所治肝阳上亢之证已有化风之势，与天麻钩藤饮所治肝阳上亢之证相比则更急迫一些，故加重了平肝潜阳药的用量，重用代赭石、牛膝、龙骨、牡蛎镇肝降逆。又因肝肾阴虚是其本，故方中大量应用了滋阴清热药，如龟甲、白芍、玄参、天冬。肝性喜条达恶抑郁，故又加了疏肝清热之川楝子、茵陈和麦芽，其中麦芽既能疏肝，又可配合甘草和胃安中。治疗上以平肝降逆配合滋阴清热，辅以疏肝和胃之药，标本同治。柴胡加龙骨牡蛎汤出自《伤寒论》，所治病位主要在肝、脾，方中用柴胡、黄芩疏肝清热；龙骨、牡蛎平肝潜阳；铅丹沉重降逆增平肝之力，常用代赭石、磁石代之；党参、大枣补脾益气；桂枝、生姜、半夏、茯苓祛饮降逆，大黄泄热通便，给邪以出路。天麻钩藤饮、镇肝熄风汤均用牛膝配伍清热潜降之品，而此证用大黄配伍清热潜降之品，通腑泄热，引热下行。此外天麻钩藤饮、镇肝熄

149

风汤病机中均涉及肾，而柴胡加龙骨牡蛎汤病机中主要涉及脾，重用了一些健脾和胃、逐水降逆之药，特别是桂枝一味，张锡纯言其有降冲逆之作用，桂枝配伍茯苓特别适用于水饮冲逆之证。

由此可知，临证时面对任何疾病，病位病机细微的差别，遣方用药的方向也就有所不同，故医者要做到司外揣内、见微知著、知常达变。

（李想　整理）

（六）血府逐瘀汤加减治疗高血压

患者王某，女，70 岁。2020 年 9 月 29 日初诊。

主诉：发作性头晕，伴胸闷气短 5 年，加重 1 日。

现病史：患者 5 年前因情志不遂后出现头晕，胸闷气短，就诊于我院，诊断为高血压、冠心病。血压最高达 180/110mmHg。平时间断口服非洛地平片及改善心脏供血的药物，血压控制不佳，心脏不适偶有发作。1 天前上述症状加重，为求中医治疗而就诊。

刻下症：头晕，胸闷气短，心慌，心烦易怒，健忘，眠差易醒，大便干。血压 180/105mmHg，心率 110 次 / 分。舌质暗红，有瘀斑，脉沉弦。

既往史：高血压、冠心病病史 5 年。平素情绪易波动。

西医诊断：高血压。

中医诊断：眩晕（气滞血瘀证）。

治法：疏肝理气，活血化瘀。

方药：血府逐瘀汤加减。

柴胡 15g，当归 15g，生地黄 20g，红花 3g，枳壳 15g，牛膝 15g，桃仁 10g，川芎 7.5g，赤芍 15g，桔梗 10g，酸枣仁 30g，炙甘草 7.5g，淡豆豉 15g，栀子 15g，乌梅 15g。7 剂，每次加水 600mL，煎煮 2 次，共取汁 200mL，每次服 100mL，每日 2 次口服。嘱继续口服非洛地平片，稳定情绪，适当进行体育锻炼。

二诊（2020 年 10 月 6 日）：本周头晕发作 2 次，但程度较前减轻，胸闷气短及心烦减，睡眠改善，仍健忘，大便改善。血压 160/90mmHg，心率 90

次 / 分。上方去乌梅，继服 7 剂，仍按原医嘱告知患者注意。

三诊（2020 年 10 月 13 日）：头晕基本痊愈，胸闷气短明显改善，睡眠明显改善，仍健忘，大便正常。血压 145/90mmHg。上方去酸枣仁、栀子、淡豆豉，继服 10 剂，仍按原医嘱告知患者注意。

随访（2020 年 11 月 13 日）：患者经治疗后，目前服非洛地平维持剂量，监测血压始终维持在正常范围内，除偶尔胸闷气短外，余无明显不适。嘱其稳定情绪，适当进行体育锻炼，按时监测血压，病情有变化及时就诊。

按：中医并无高血压之病名，根据症状特点，中医常常诊断为"眩晕""头痛"。眩晕最早见于《内经》，称之为眩冒。《灵枢·卫气》言"上虚则眩"。清代潘楫的《医灯续焰》曰："眩晕者……有因于死血者……诸阳上行于头，诸脉上注于目，血死，则脉凝泣，脉凝泣，则上注之力薄矣，薄则上虚而眩晕生焉。"杨仁斋的《仁斋直指方论》曰："瘀滞不行，皆能眩晕。"通过以上经典原文可以看出，瘀血也是引起眩晕的重要因素。本案患者高血压病史多年，血压控制不理想，经常出现发作性眩晕，中西医诊断明确；患者平素情绪易波动，导致肝的疏泄功能失常，气血运行不畅，久之则会出现瘀血证，瘀血阻滞，清窍失养，上虚则出现眩晕、健忘、睡眠障碍；瘀血阻于心脏，则会出现胸闷气短，重则会出现心脏急症；舌质暗、有瘀斑也可作为瘀血的一种表现，脉沉主病在里，弦脉在本案中考虑为肝气郁滞所致。故治疗上要采用疏肝理气、活血化瘀的方法，选用血府逐瘀汤加减。血府逐瘀汤可以看成是在四逆散与桃红四物汤的合方基础上变化而来，方用四逆散疏肝理气，调畅气机；桃红四物汤养血活血，化瘀止痛；桔梗、牛膝一升一降，既能载药上行，又能祛瘀，引血下行，给邪以出路；瘀血扰心，心神不宁，故合用栀子豉汤清心除烦；乌梅味酸，能涩能收，敛阳入阴，《日华子本草》记载乌梅令人得睡，配伍酸枣仁，增强安神助眠之效。诸药合而用之，使瘀血清，阴阳和，清升浊降而眩晕止。二诊患者眩晕及睡眠改善，心烦亦减，血压较前下降，知药已对症，故在首诊方中去乌梅治之。三诊患者诸症显减，睡眠正常，虽然血压平稳，但仍有健忘，瘀血证仍在，故去酸枣仁、栀子、淡豆豉三药，以血府逐瘀汤守方巩固治疗。此外患者平素情绪易波动，因此反复强调情志调节的重要性，适当进行锻炼活动，也有益于情志的条达，避免病情出现反复。

李景华教授学术上崇尚仲景，提出了"痰瘀内阻，百病由生"的学术观点，临床中比较重视瘀血和痰饮这两种致病因素。而瘀血的成因，无外乎气滞血瘀、气虚血瘀、寒凝血瘀、血热致瘀等几种情况，根据不同的病因，治疗时常在血府逐瘀汤的基础上分别加理气、补气、散寒、清热等药物。

在许多医生和患者的传统认识中，高血压要避免服用活血化瘀药，认为活血化瘀药可以导致血压升高，但是通过跟诊学习和独立实践发现，这种认识是不准确的。例如冠心病合并高血压的患者，往往在改善心脏供血之后，血压也随之下降。我的一位同事，既往高血压病史多年，长期口服降压药，血压控制始终不理想，常规进行心电图检查也并未发现明显异常，在 2020年春节期间，由于劳累及工作压力过大，突发急性冠状动脉综合征，经血管造影检查发现血管有明显堵塞，最后做了心脏支架，目前已术后近 1 年，血压未再升高。还有一位老年患者，也是冠心病合并高血压，查冠脉 CT，医生形象地描述其血管就像糖葫芦一样，狭窄的地方非常多，收缩压常年在180 ～ 190mmHg 波动，血压低了反而易出现问题，她这种高血压就是心脏为满足全身的供血需求，加大输出血流的压力所引起的继发性血压增高。

通过老师的医案和我临床遇到的这两则例子都可以看出，瘀血也是引起高血压的一个重要因素，治疗这种高血压就可以应用活血化瘀法。那么临床中如何判断瘀血证就非常重要了，典型的瘀血证表现：面色黧黑，唇甲紫暗，肌肤甲错，舌质紫暗有瘀斑，舌下络脉曲张；问诊患者可有身体疼痛，以固定性刺痛为主，女性闭经、痛经、月经色暗有血块等表现；切诊或可触及固定不移的肿块、脉涩或结代等。当然我们现在也要借助西医的理化检查，因为李景华教授常说西医的理化检查可以看作是我们中医望诊的延伸，可以为中医的辨证论治提供客观的依据。像冠脉造影显示血管狭窄可以理解为瘀血证的一种表现。胃镜检查胃黏膜有出血斑，黏膜表面呈颗粒样或结节状隆起，活检病理提示伴肠化生及不典型增生等也可以理解为瘀血证的表现。

国医大师颜德馨教授在他的"衡法"理论中就提出气血才是人身的根本。他根据《内经》"人之所有者，血与气耳"之说，认为气血是人体脏腑、经络、孔窍等一切组织器官进行生理活动的物质基础，气血贯达全身，无处不到。而二者以流畅和平衡为贵，若气血失畅，平衡失常，则会导致一系列疾病。

因此，临床中我们遇到高血压患者，判断有瘀血证，就可以在辨证的基础上用活血化瘀法或者加用活血化瘀药来治疗，有是证，用是药，最后达到"疏其血气，令其条达，而致和平"。

（李想　整理）

【参考资料】

［1］王庆国，刘燕华.经方临证指南［M］.北京：人民卫生出版社，2013.

［2］周强，赵锡艳，逄冰等.仝小林教授运用大柴胡汤治疗代谢性疾病验案解析［J］.环球中医药，2012，5（10）：754-757.

［3］周三林，罗恒.从经典著作探求不寐辨治［J］.内蒙古中医药，2008（20）：64.

［4］张贵元.胃镜望诊与中医辨证的关系［J］.辽宁中医杂志，1996（8）：8.